認知症のブレインサイエンスとケア

アルツハイマー認知症は抗ウイルス薬で予防できる

健康長寿医療センター元副院長
松下 哲

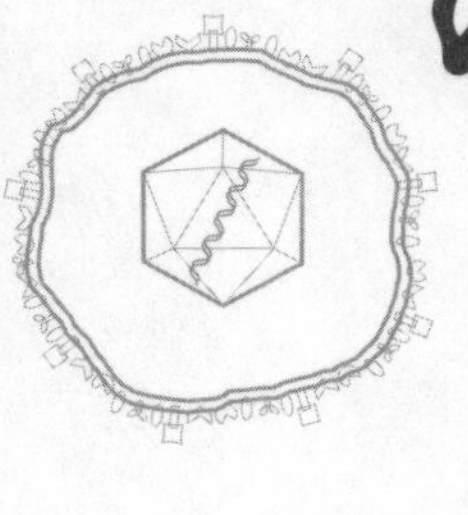

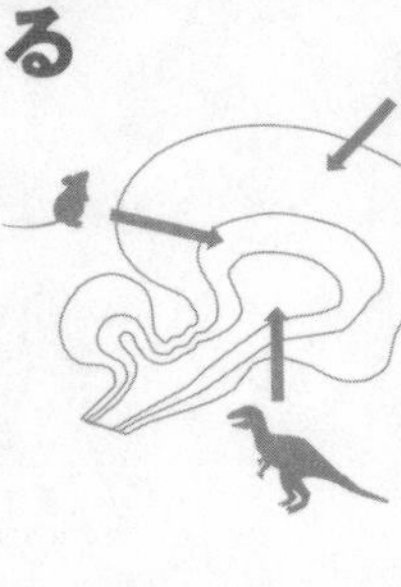

かまくら春秋社

認知症のブレインサイエンスとケア
—アルツハイマー認知症は抗ウイルス薬で予防できる—

◉

目次

第3章　認知症のケア

コラム目次

認知症のブレインサイエンスとケア

―アルツハイマー認知症は抗ウイルス薬で予防できる―

はじめに

この本は、認知症は脳のどこがどのように侵されて起こるかを、認知症をきたす主な病気の症例を挙げながら、ブレインサイエンスの知見を基に解説したものです。ここでとくにお伝えしたいことは、**アルツハイマー認知症は、原始哺乳類にルーツを持つわれわれの脳の脆弱性に由来し、ヘルペス感染症が原因で起こることが証明され、実際に抗ウイルス薬で予防できること**から、この**病気が将来激減する**だろうというお話です。

ある仮説が最初ある人のひらめきから生まれ、やがて様々な検証や研究を経て、最終的に正しいことが証明されていく事例は学問の世界ではときどき見られます。そのような歴史がアルツハイマー認知症という病気で起こったことは、認知症に悩む人々と家族にとって希望が持てると同時に、学問の大切さを皆様に認識していただく機会にもなると思います。

他方、現在認知症で困っている人や家族には、ただちにはこの恩恵が行き届きません。認知症介護を病人中心にするとともに、**認知症の人が暮らしやすい社会を整備する**ことは喫緊の課題です。認知症の介護については、英国のトム・キットウッドが系統的、理論的に体系づけています。彼の方法論は**病気中心ではなく、病人中心の介護**です。つまり介護する方が認知症の人に合わせるというスタイルです。同じく社会の方も認知症の人に合わせる、つまり認知症の人たちが**安心して暮らせる町づくり**が必要です。この点についても、英国が元祖ですが、日本でもその努力が為されている福岡県大牟田市の例を紹介します。

序章　認知症はどういう病気か

一　激増する認知症、世界の課題

二〇一五年時点で認知症の人は全世界で四六八〇万人、二〇三〇年には七四七〇万人、二〇五〇年には一億三一五〇万人と見込まれています。地域別では日本を含めたアジア大洋州がもっとも多く、二〇一五年時点で二二九〇万人、二〇三〇年にはさらに一・七倍の三八五〇万人、二〇五〇年にはその一・七倍の六七二〇万人になり、世界の半分を占めると予想されます。日本は二〇一五年には高齢者の六人に一人、五一七万人が認知症で、全世界の一割を占める「**認知症先進国**」です。高齢者に占める認知症の割合が一定のままなら、二〇三〇年には七四四万人（小学生の人口と同じ）で、二〇五〇年には七九〇万人に達し、高齢者の五人に一人になり、誰もが関わる可能性のある身近な病気になります。

二　社会の負担が大きい認知症

認知症は頭脳の病気であることから本人や家族の精神身体的負担が大きい上に、長期間にわたる治療やケアのための**費用がたいへんかかります**。日本での認知症に関する社会的費用は二〇一四年、一四・五兆円でした。この費用は今後さらに上がっていくと予測され、二〇六〇年には二四兆円に達するとされています。日本の国家財政が一〇〇兆円、社会保障に関係する予算が三〇兆円であることを考えると、非常に大きな数字であることがわかります。

また認知症は延命医療の対象になりやすく富と技術の配分に問題を提起します。若年性認知症では生活の基盤が損なわれます。交通事故の加害者や被害者、詐欺、押し売りの被害者になるほか、相続においてトラブルの原因になったり、患者の保有する金融資産が死蔵され、成長のための投資の原資の不足を招くなど、医療の範疇を超えた**社会的問題**が派生します。

三　認知症はどういう病気か

認知症は**脳の働きが進行性に損なわれる病気**です。その原因には色々ありますが、**最も多いのはアルツハイマー認知症**です。他には血管性、レビー小体病、前頭側頭葉変性症、アルコール中毒などがあります。それらは共通して脳の働きを損ないます。認知症は全世界の研究者が一生懸命にその原因を突き止め、治そうとしています。アルツハイマー認知症ではアミロイドβと呼ばれる蛋白質が脳の神経細胞膜にある**老人斑**に溜まります。もう一つ、リン酸化タウから成る糸状の**神経原線維変化**が脳の神経細胞内に溜まります。アルツハイマー認知症の一部は遺伝性があります。

認知症は個々人によって症状が異なりますが、それは脳の侵される部位によります。一番多い症状は**物忘れ**です。物忘れは誰にでも起こりますが、認知症では、家族の名前や顔さえ忘れてしまいます。料理をしても鍋を焦がしたり、食事をしたことも忘れてしまい、**何回も同じ質問を繰り返します**。認知症の人は、しばしば混乱します。また思考や計算が難しくなり、問題解決ができなくなり、**金銭の価値を忘れ**、管理にも間違いが多くなります。**人柄や行動が変わります**。エネルギッシュだった人が周囲に無関心になり、陽気で礼儀正しかった人が粗暴で攻撃的になったりして、家族や友人を困らせます。次第に脳の諸機能が侵され、着衣や食事といった日常の生活活動に**介助を要する**ようになります。

認知症の人には助けが必要です。認知症の症状に気づいた人は、医師や認知症ネットに早く連絡して、助力を得られるようにします。認知症の人が人並みに快適な生活を送られるようにすることが大切です。

四　アルツハイマー博士以前の認知症の歴史

認知症の歴史は紀元前二〇〇〇年のエジプトの精神科医の記述までさかのぼることができます。さらに時代を下ってギリシャ神話には「高齢の神 Geras」（Geriatrics 老年学の語源）が登場します。Geras に守られていれば、高齢になっても名声と気力に恵まれます、しかしいくら Geras の庇護の下でも、高齢になれば何人《なんびと》も記憶力の低下を来すとされました。ピタゴラス（BC五七〇～四九六）は六三～七九歳を senescence ＝老年、八〇歳以降を old age ＝古老年とし、高齢になると心身ともに衰えて乳児同然になり、痴呆を呈すると記しています。ヒポクラテス（BC四六〇～三七〇）は、認知症は脳の障害で起こる、またプラトン（BC四二八～三四七）と弟子アリストテレス（BC三八四～三二二）は高齢が認知症の最大の原因で、精神的能力の劣化は、年を取ると不可避の運命と述べています。他方キケロ（BC一〇六～四三）は、加齢は必ずしも認知能の衰えを伴わず、**精神的に充実した生活を送れば認知能低下を先送りにできる**、つまり認知の予備能 cognitive reserve の概念を表しています。ギリシャの医学者ガレンは認知症に「耄碌《もうろく》 morosis」という言葉を当てています。中世では認知症に罹った人々は差別や苛酷な処遇を受け、精神病者とともに施設に隔離されました。ルネサンスが興ると、人体解剖が行われるようになり、認知症は脳の萎縮が原因で起こることが発見されます。

フランスの医師ピネル（一七四五～一八四六）は認知症を含む精神病の患者を人間的に扱い、臨床的にも精細な観察を始めます。今日、認知症 dementia, de-mens, out of mind という病名はピネルが付けた名称です。

第1章　アルツハイマー認知症

一　アルツハイマー認知症の臨床と病理

アルツハイマー認知症

最初に、アロイス・アルツハイマー博士（一八六四～一九一五）が、後世自らの名前が病名として使われるに至った、アルツハイマー認知症（Alzheimer's Dementia　ＡＤ）の患者アウグステ・Ｄについての講演記録を見てみましょう。

症例は五一歳女性です。夫に対する病的嫉妬心で発病。時間を経ずして記憶力低下が出現し、自分のアパートの勝手が分からなくなり、物をあちこち引きずり回しました。時に誰かが自分を殺そうとしていると信じ込み、身を隠したり奇声を発したりしました。病院内では途方

図１　健常脳とアルツハイマー認知症の脳の前額断面図

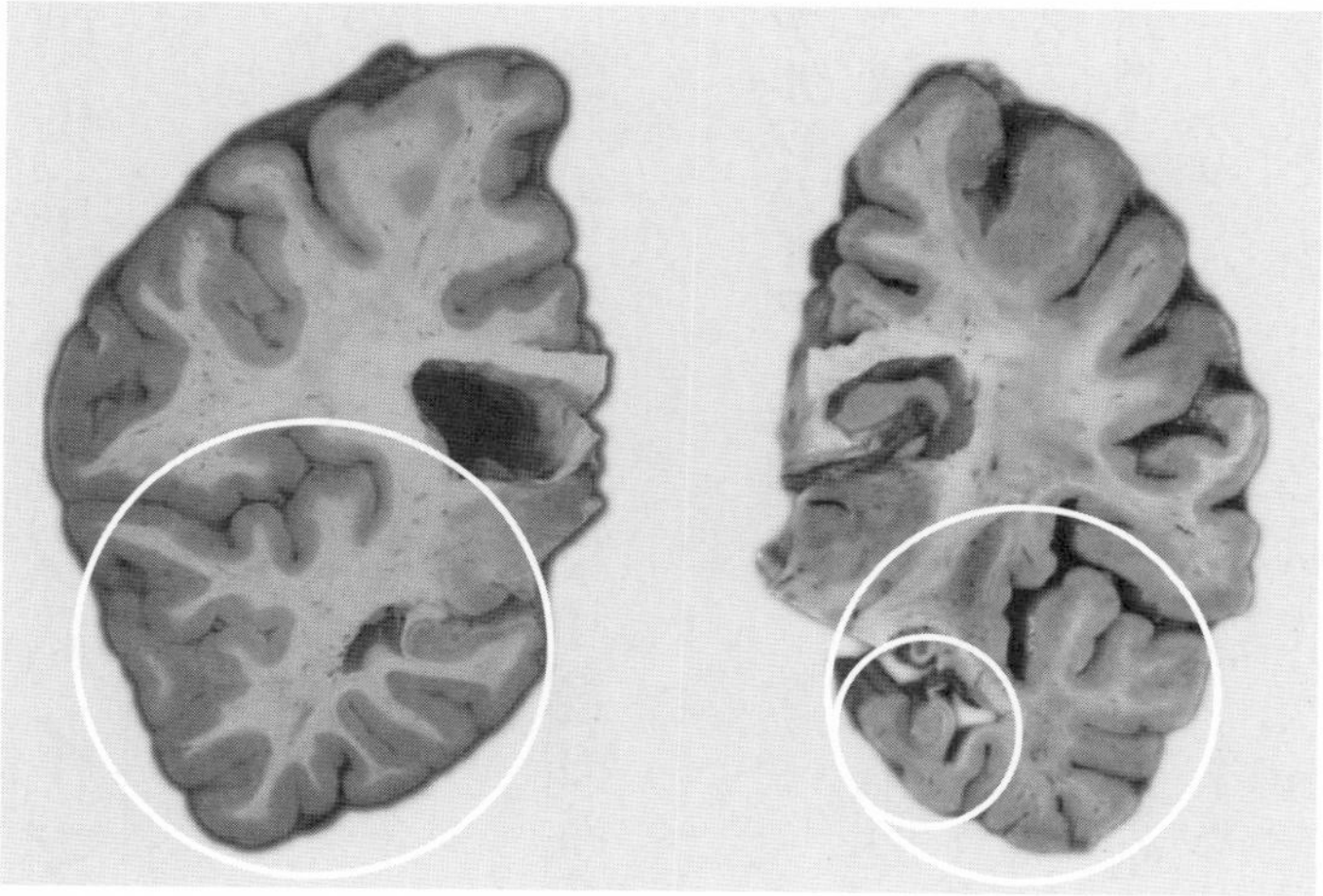

右／アルツハイマー認知症脳。萎縮した側頭葉（大きな丸)、萎縮した海馬（小さな丸)。左／健常脳。萎縮がない側頭葉（大きな丸)

にくれている振る舞いが特徴的でした。

失見当識（自分がどこにいるか分からない）が著明で、ときどき全てが理解不能となり、勝手が分からないというような態度を示しました。やがて彼女は医師を客人のように歓迎し、まだ仕事が終わってないと謝りますが、すぐに大声で叫び、彼が彼女を切り裂こうとしているとか、女性の名誉を傷つけると非難し、決まり切ったように頑なに診察を拒否しました。一時的にせん妄状態（意識が低下し、混乱している）になり、シーツをあちこち引きずりながら夫や娘の名前を呼びます。これは幻聴（そこにいない人の声が聞こえる）のためと思われます。彼女はしばしば、ゾッとするような声で長時間にわたって叫び続けました。また検査の最中や状況を認識できないときには、例外なしに大声を出して叫びました。度重なる努力の末、最終的に次のことを確認しました。

記憶力は最も強く障害されています。物の名前はだいたい正確ですが、すぐに全ての名前を忘れてしまいます。文章は、一行一行、一字ずつ区切って読むか、意味をなさないアクセントで読みます。書字では、個々の音節を何度も繰り返し書き、すぐに急いで消してしまいます。会話中にしばしば沈黙し、錯誤的な表現（コップの代わりにミルク壺というように）を用います。ある種の質問は明らかに理解できないようでした。道具の使用は既に困難でした。歩行に支障はなく、手も上手に使えます。身体的所見はさして異常がありませんでした。

経過中、巣症状（脳の局所の症状、例えば麻痺やけいれんなど）が時に強く、また時に弱く出現しました。一方、痴呆は常に進行し、最後には無欲状態になり、尿便を失禁し、寝たきりとなり、看護の甲斐もなく、褥瘡《じょくそう》（床ずれ）から敗血症を起こして、発病後四年半で患者は死亡しました。

剖検では肉眼で明らかな局所病変はないものの、脳が全体に萎縮し、特に側頭葉内側で著明でした。脳血管に動脈硬化性変化が認められました。（図１）

鍍銀《とぎん》染色標本（銀を用いると神経線維がよく染まる）では、神経細線維に特徴のある変化が

図２　神経原線維変化と老人斑

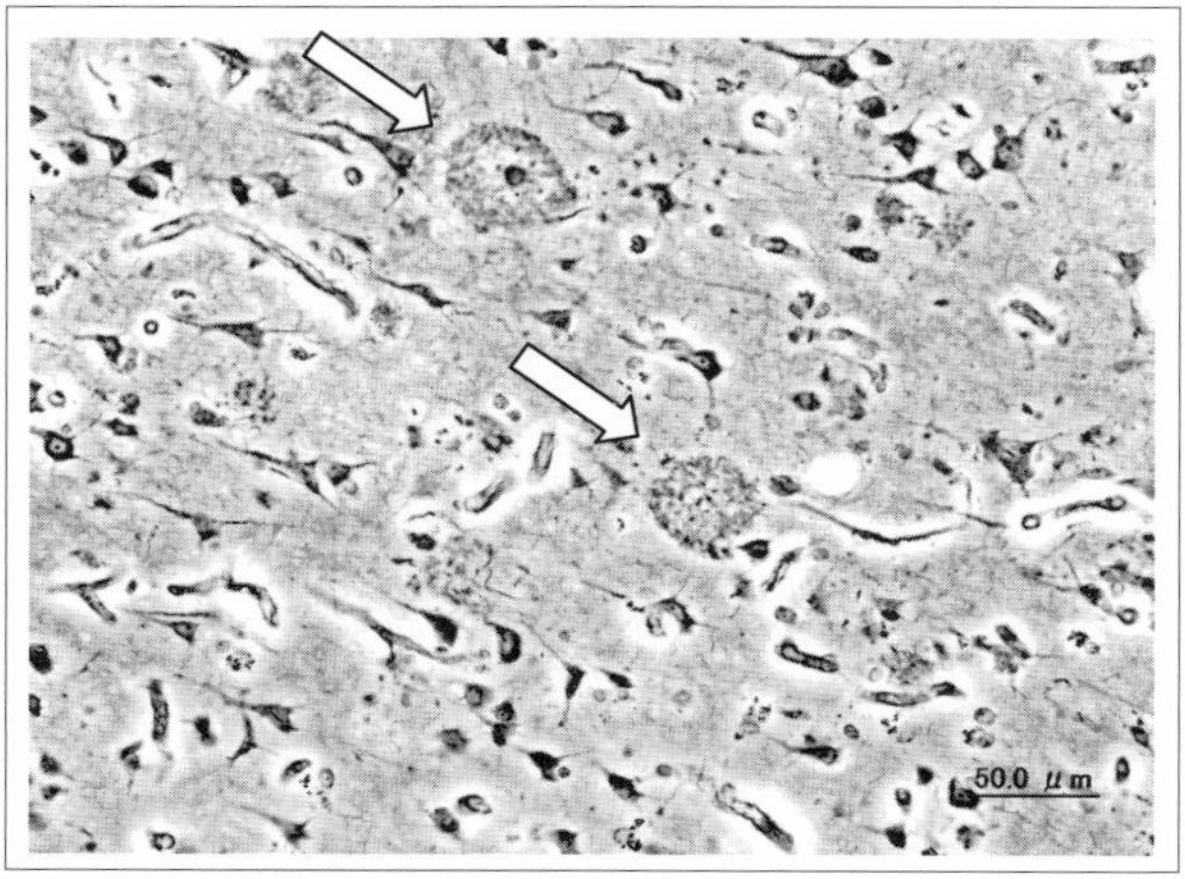

散在するオタマジャクシのような像が神経原線維変化（NFT Neurofibrillary Tangle）。電子顕微鏡では異常な２本の対螺旋状線維（PHF Paired Helical Filaments）として認められる。対螺旋状線維 PHF は極めて水に溶けにくく、リン酸化されたタウ蛋白であることが判明した。PHF は神経細胞内部に生じる。
神経細胞の細胞膜や核は消失していることに注意。
矢印で示した「しみ」のような像が老人斑。上の老人斑には芯を認める。芯の外側の線維はアミロイドβ (Aβ) という物質で、電子顕微鏡では直径 8～9 nm（ナノメートル）の線維である。アミロイドβはアミロイド前駆蛋白質（APP Amyloid Precursor Protein）が分解されて生じる。アミロイドβは細胞膜やシナプスを貫通している蛋白質で、細胞同士の接着、成長、シナプスの生成とリモデリングなどに関わる。アミロイドβポリペプチド Anti-Microbial Peptide, AMP は原始的な免疫に関わる。アミロイドβは細胞の外に生じる。

みられました。神経細胞内部に、まず若干の太くて強固な細線維が現れました。この強固な細線維が次第に増えてゆき、徐々に集まって密な束になりました。最後には細胞核が消失し、細線維のからみあった束のみが、そこに以前神経細胞が存在したことを示しています。この細線維は通常のものと異なる染色法が必要なため、神経細線維の化学変化が起こっているに違いありません。細線維の変化（**神経原線維変化** Neurofibrillary Tangle ＮＦＴ）は未知の点が多い神経細胞内の病的代謝産物の沈着と結びついているようです。（図２）大脳皮質神経細胞の約四分の一から三分の一は前述の変化を示しています。多くの神経細胞は、特に表層（六層あるうちの第二、三層、図3、4、5参照）で完全に消滅しています。

大脳皮質全体に散らばって、特に表層に粟粒大の病変（**老人斑**）が多数認められ、これは特異物質（アミロイドβ）の沈着と思われます。一方、グリア細胞（神経細胞を支える結合組織の細胞）は大量の線維を形成し、その傍で多くのグリア細胞が大きな脂肪顆粒を含有しています。血管の増生は全くありません。

要するに我々の眼前には特異な疾患があることは明白であります。

以上は、アルツハイマー博士が一九〇六年、ドイツ・チュービンゲン市で開催された南西ドイツ精神科医学会において講演した論文です。この論文は認知症研究の記念碑であるばかりでなく、今日、認知症が世界中の課題となる前触れであったことに気がつかれると思います。

図３　大脳新皮質の六層構造

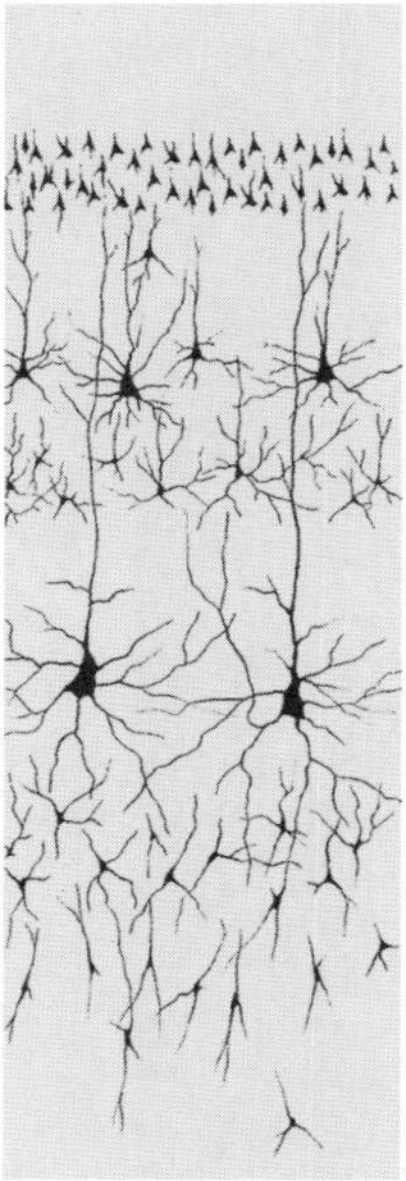

Ⅰ　少数のニューロンが存在するが、ほとんどはニューロンを互いに連絡する神経線維で占められる。
Ⅱ　星状ニューロンと小型の錐体ニューロンがある。
Ⅲ　大型の錐体ニューロンがある。
Ⅳ　星状ニューロンと小型の錐体ニューロンがある。
Ⅴ　大型の錐体ニューロンがある。
Ⅵ　多形のニューロンから成る。

◦大脳皮質にはニューロンが豊富に存在するが、**細胞体よりも樹状突起や軸索がより豊富**である。つまり、**情報処理上、電線相当の構造が圧倒的に多い。**
◦大脳皮質は水平方向の層構造から成るが、**機能的には垂直方向・直列的に情報を処理している**。これを**機能円柱**、または**カラム円柱**という。
◦**アルツハイマー認知症では、Ⅱ・Ⅲ層が選択的に侵され、機能円柱としての情報処理機能が劣化する。**

（Kornmmuller AE, Jansen R, Arch Psychiat Nervenkr 1939, 110: 224-252 より改変）

図4　神経細胞（ニューロン）の模式図

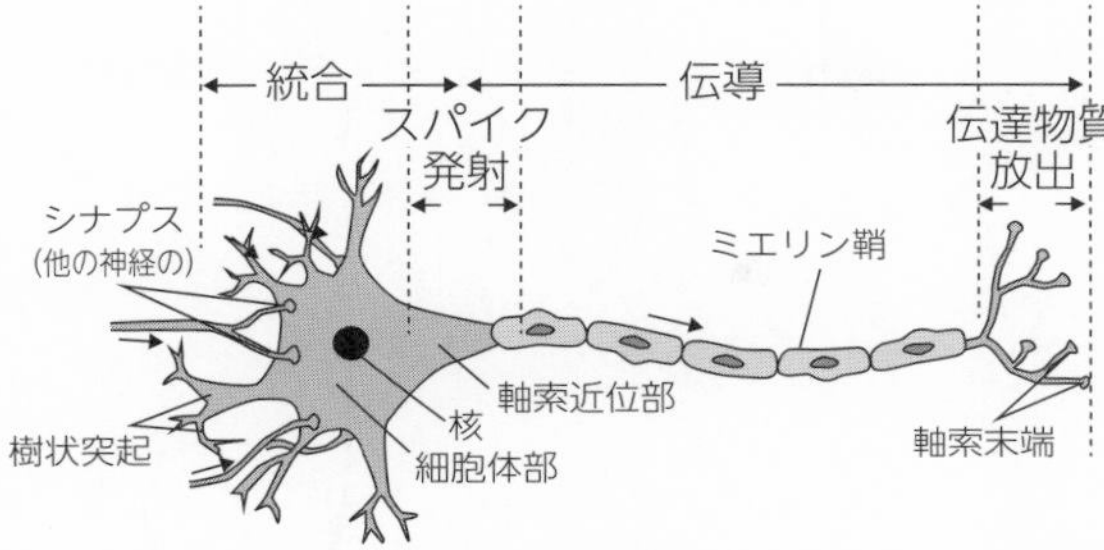

ニューロンはギリシャ語で、腱とか糸などすじ状のものを意味する。神経細胞・ニューロンは細胞体部に加えて軸索、樹状突起、多数のすじ状の枝を持っている。樹状突起は他の神経細胞の樹状突起や軸索と“シナプス”といわれる接合部を作る。軸索には、コレステロールの豊富なミエリン鞘で被覆されている有髄線維と覆われていない無髄線維の2種類がある。軸索近位部ではスパイク・活動電位を生じ、軸索を伝わっていく。ミエリン鞘の切れ目では跳躍伝導が起こり、伝導が速くなる。神経細胞は発生すると一生生き続け、死滅すると原則として再生しない。神経細胞の蛋白質はDNA、遺伝子に従い転写、翻訳されて合成される。脳の発生では、**遺伝子の95%が発現し**、ヒト進化はまさに脳の進化のためにあったと言っても過言ではない。代謝の結果生じる老廃物はリサイクルされるか、**ユビキチン・プロテアゾーム系**、または**オートファジー** autophagy（自分自身を食べる、self-eating）を経て排泄される。蛋白質やその老廃物は、細胞内をキネシン、ダイニンという分子モーター蛋白質により輸送される。キネシン、ダイニンは2本足を持ち、軸索・微小管のネットワーク上を蛋白質を担いで猛スピードで移動する。これを「**軸索・微小管輸送**」という。アルツハイマー認知症などの変性疾患では、神経細胞の萎縮、脱落およびリン酸化タウやアミロイドβなどの老廃物の蓄積した状態がみられる。**変性疾患の進行は軸索と樹状突起**、つまり**末梢から始まる**。脳には神経細胞のほか、グリア細胞があり、一部はミエリンを合成し、神経細胞の働きを支えている。グリア細胞は再生能力があり、脳の炎症や免疫に関わる。

図５　正常なニューロンとアルツハイマー認知症のニューロン

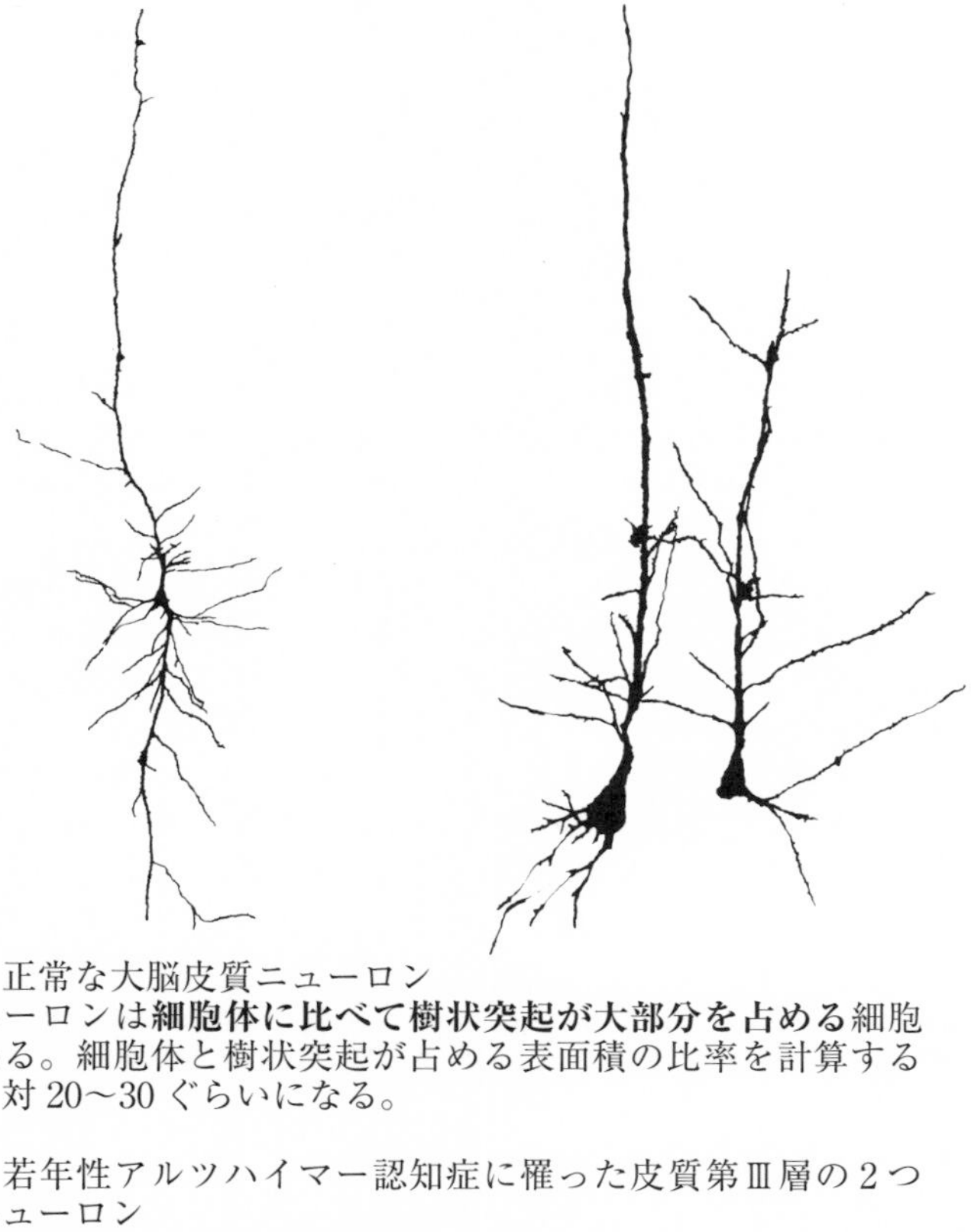

左：正常な大脳皮質ニューロン
ニューロンは**細胞体に比べて樹状突起が大部分を占める**細胞である。細胞体と樹状突起が占める表面積の比率を計算すると１対 20〜30 ぐらいになる。

右：若年性アルツハイマー認知症に罹った皮質第Ⅲ層の２つのニューロン
側方及び下方に出る樹状突起が少なくなり、長さも短い。**樹状突起の萎縮・消失**、シナプスの消失が起こっている。この結果、**神経細胞同士の連絡が断たれて孤立し、機能を果たせなくなっている**。さらに病変が進行すると、**ニューロンの核、細胞質、細胞膜が消失し**、神経原線維変化、老人斑だけが残り、焼け跡同然の神経原線維変化と老人斑の図２のようになる。

（藤澤浩四郎著『神経病理學研究 断章』より）

図6　シナプスの模式図

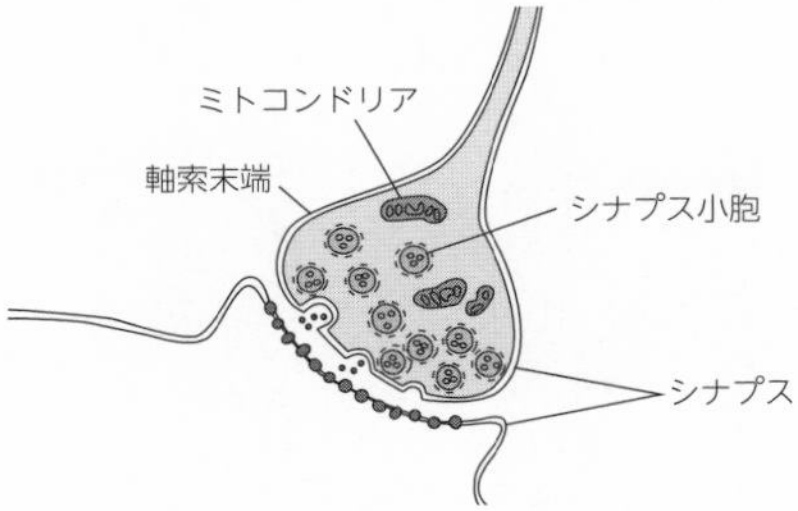

シナプスはギリシャ語で「結合」を意味する。シナプスは神経細胞相互の情報伝達の場である。19世紀、イタリアの神経病理学者カミッロ・ゴルジ（1843～1926）は、脳の働きを全神経細胞が融合するネットワークに求めた「**網状説 reticular theory**」、一方スペインの神経病理学者ラモニ・カハール（1852～1934）は、シナプスの存在を推定し、神経細胞は各々独立し、相互に情報を交換して働くと主張した「**ニューロン説 neuron theory**」。20世紀なかば、電子顕微鏡が出現し、初めてシナプス―シナプス間隙の実在が証明され、ニューロン説が確立した。シナプスでは、マイナス膜電位がプラスに転じる（活動電位）と、シナプス小胞から神経伝達物質がシナプス間隙に放出され、シナプス後にある受容体（受け皿）に結合し、シナプス後のイオンチャンネルが開いてカルシウムやナトリウムが流入し、シナプス後に活動電位を生じる。シナプスは神経細胞1つあたり10～20万個ある。シナプスは胎児期から成長時、さらに思春期にかけてダイナミックに生成され、また刈り込み pruning プルーニングを受ける。これを**可塑性**という。シナプスの可塑性は情報処理のルーツである。成人になるとシナプスは安定化し、一部は終生そのままにとどまり、認知、記憶、気分、感情、情動、意思疎通などの働きに関わる。可塑性は加齢とともに減少するものの、**学習や教育を続ければ可塑性を保つことができる。シナプスの生成異常や不安定化は**、自閉症、統合失調症、躁うつ病などの精神疾患と**アルツハイマー認知症などの変性疾患にみられる**。シナプスを構成する蛋白質は多様性に富み、その主なものには、収縮蛋白のアクチン、接着因子、アミロイド前駆体 APP、脳由来神経成長因子 BDNF、チロジンキナーゼ受容体 TRKB、AMPA 受容体、グリコゲン合成酵素 GSK、プリオン蛋白、NMDA 型グルタミン酸受容体 NMDAR、GABA 受容体、アセチルコリン受容体、ドパミン受容体、VGKC 受容体などがあり、認知症との関わりが深い。

次に、東京都健康長寿医療センターの高齢女性のカルテをお目にかけましょう。感情面の症状があまりなく、比較的温和で巣症状（けいれん発作、麻痺など）を欠き、一四年という長い経過年数以外は、アウグステ・Dの病歴と全く同じです。病理所見も大脳皮質の萎縮と神経細胞脱落が軽いのを除いて、アウグステ・Dの所見と同じです。

なお、この本では断りのない限り、病理解剖をされた東京都健康長寿医療センターの症例を優先して採りあげました。その理由は、老人斑、神経原線維変化やレビー小体、嗜銀顆粒沈着などの加齢性変化は高齢者の脳に常在し、認知症を呈してもその原因としては複数の疾患がみられることが多く、病理解剖をしてみると生前の診断が覆《くつがえ》ることも少なくないからです。

【症例】

九三歳　女性

七九歳、家族を間違えるようになった。八三歳、物忘れ外来ではMMSE10／30（認知能力の検査法）と低下が認められた。人柄は保たれていた。MRIで側頭葉内側・辺縁系の萎縮を指摘され、アルツハイマー認知症と診断された。八八歳、MMSE0／30。MRIは高度の脳萎縮を示した。八九歳、トイレの場所がわからず、尿失禁をするようになった。息子とのコミュニケーションが時に困難となる。発語があっても意味が取れない。食事は自分で食べられず、口もとまで運んでもらうようになる。九〇歳、挨拶はできる。九一歳、歩行困難となり、車椅子の生活となる。突然、笑い出したりする。コミュニケーションが次第に取れなくなる。食事は頰一杯にほおばり、ぼろぼろこぼしてしまう。自分で着替えができない。眼を閉じていることが多くなる。「ありがとう」と礼は言う。九三歳、声をかけても返事がなく、救急搬送となる。救急外来では心肺停止状態であった。気管・気管支に食物残渣充満し、誤嚥窒息死の診断。全経過一四年。

神経病理診断：アルツハイマー認知症

脳重九八三g。側頭葉内側の高度萎縮。側頭葉内側辺縁系に神経細胞の層状脱落、神経原線維変化、線維性グリア細胞の増殖（グリオーシス）、老人斑沈着を認める。大脳新皮質に神経原線維変化と老人斑、脳幹に神経原線維変化を見る。

アルツハイマー認知症の病理

アルツハイマー博士が記述したアウグステ・Dの脳の病理所見と現在の知見をまとめてもう一度整理してみると次のようになります。この病理的変化が出現する順序をアルツハイマー認知症の「**アミロイドカスケード説**」といいます。

①神経細胞膜に接して**アミロイドβ蛋白**が溜まり、**老人斑**を形成する。一方、血管にもアミ

ロイドβは溜まり、アミロイド血管症を起こす。

②次に老人斑に接した神経細胞と樹状突起に**リン酸化されたタウ蛋白**が凝集し、**神経原線維変化**となる。

③神経細胞の間にあって神経細胞の代謝を支え、脳内の免疫を担うミクログリアやアストロサイトが活性化する。

④**神経細胞樹状突起の萎縮**とシナプス（図6）の消失に始まって、**神経細胞自体の層状脱落**が起こる（図3、5）。

コラム■微小管 Microtubule MT（図7、8参照）

微小管はチュブリンという蛋白質が重合してできる外径二五㎚の中空の円筒状線維です。微小管は広く原生生物、動物、菌類、植物に存在し、それらが共通した祖先を持っていることを示唆します。微小管は**細胞内にネットワークを形成**（図7、9）し、細胞内輸送、細胞骨格の形成、細胞分裂に与《あずか》ります。**神経細胞の軸索は微小管の束から成っています。**有糸分裂では染色体を引っ張る糸の部分が微小管の束です。抗がん剤には、がん細胞の分裂、増殖を防ぐため、微小管の重合を促進したり、不安定にする薬剤が用いられています。神経細胞内では、蛋白質やミトコンドリアなどの高分子は、分子モーター蛋白質キネシン、またはダイニンに担がれ、微小管のネットワークを利用して輸送されています。微小管のアルツハイマー認知症への関与は、タウ蛋白の代謝を通じて起こるとされています。

図7　微小管のネットワーク

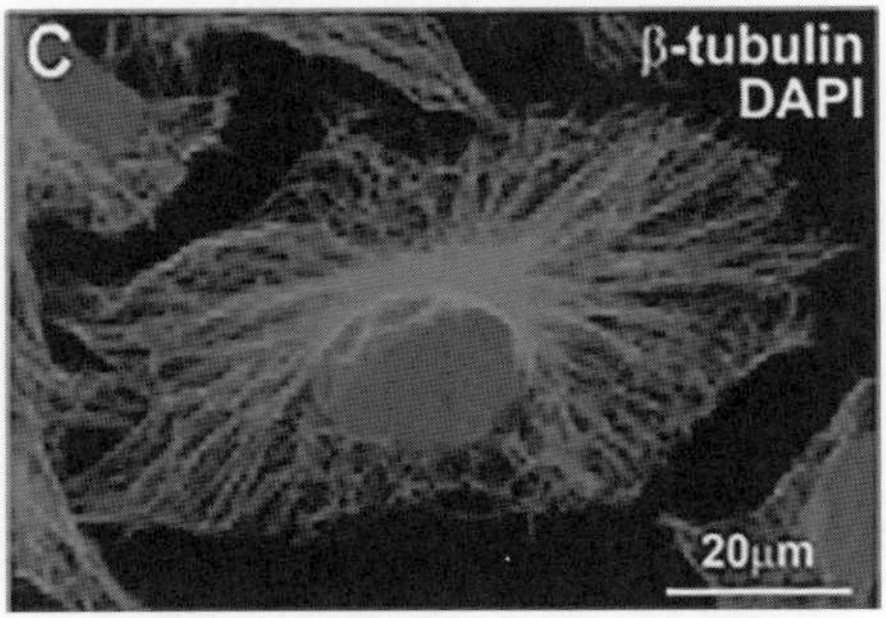

アフリカミドリサル腎上皮細胞の微小管ネットワークを示す。中央の円形は核。Cheng SB, et al. PLoS One. 2011,6:e17966.より

コラム■タウ―アルツハイマー認知症の中核の蛋白質

タウ蛋白は神経原線維変化 Neuro-fibrillary Tangle NFTを構成する蛋白質で、アルツハイマー博士以来一〇〇年以上にわたって問題とされています。タウ蛋白は一九七五年ブタ脳の微小管に関連する因子 Microtubule Associated Protein Tau MAPTとして分離されました。その前年にはアルツハイマー認知症脳の神経原線維変化から対螺旋状フィラメント Paired Helical Filament PHF（図8）が同定されています。しかし、タウ蛋白とPHFが同一のものであると判明するのは一九八六年まで

かかります。アルツハイマー認知症の脳には**「リン酸化」されたタウ蛋白が蓄積**します。

凝集したタウＰＨＦはアルツハイマー認知症のほか、嗜銀顆粒性認知症、進行性核上麻痺、皮質基底核変性症、グアム島の風土病・筋萎縮性側索硬化症ＡＬＳ／パーキンソン・認知症複合・PDC Parkinsonism-Dementia Complex、前頭側頭葉変性症にも認められます。アミロイドβの沈着は、神経原線維変化に先行しますが、アミロイドβ沈着のない神経原線維変化のみの認知症もあり、ＰＨＦはアミロイドβ沈着の下流の問題とはされていません。タウ蛋白は（他の蛋白質が連なったアミノ酸が折りたたまれて特有の立体構造をとるのとは異なり）アミノ酸が連なる一本鎖のままで存在し、他の蛋白質とダイナミックに反応するのが特徴です。タウ蛋白はニューロンにだけ、それ

図８　PHF: Paired Helical Filament 対螺旋状線維電顕像

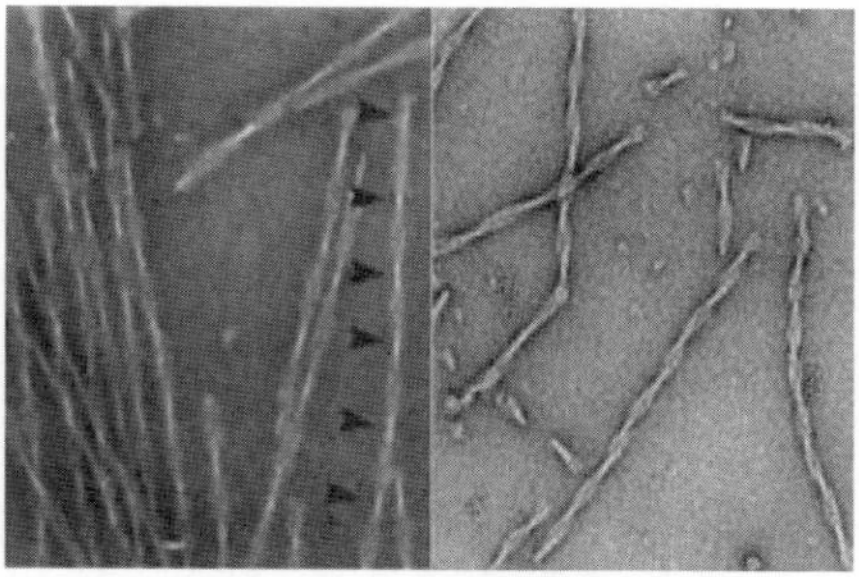

1975 年に発見され、1986 年 NFT と同一と判明した。左：アルツハイマー認知症脳から分離、矢印は 80nm 間隔。右：試験管内でリピートドメイン同士で凝集し、螺旋状になっている。（Mandelkow EM, et al. Cold Spring Harbor Perspectives in Medicine 2012,2:a006247 より）

も軸索と微小管に多く分布し、ニューロンの新生、分化、脱分極、再分極、細胞内輸送に与ります。このなかで一番重要なタウの機能は**微小管を覆うスペーサー**としての役目です（微小管に結合したタウとフリーのタウの図９参照）。つまり**一、微小管経由の蛋白質や小胞体の輸送を制御し、二、微小管を安定させて細胞骨格の役目を担えるようにします**。

タウ蛋白は、約八〇のエクソン（蛋白質のアミノ酸配列を決めるＤＮＡのＣＴＡＧ塩基配列）が確認されており、一、アミノ末端（Ｎ末端）の翼状のドメイン（蛋白質の活性部分を言う）、二、＊微小管に結合するＭＴＢＤ：四つのリピートドメインＲＤ、それに三、カルボキシ末端（Ｃ末端）ドメインの三つからなります（図10）。タウ蛋白の同位体（ＤＮＡコード読み出しの違いにより生じ、機能は同じだが蛋白質のアミノ酸配列が異なる）は、アミノ末端の０Ｎ、１Ｎ、２Ｎ、とリピートドメインのＲ３、Ｒ４の組み合わせで、計六種類あります（図10）。タウ同位体は、胎児では３Ｒが多く、成人では３Ｒ、４Ｒ半々で、３Ｒは４Ｒが重合するのを防ぎます。

＊ＭＴＢＤは微小管に結合するドメインと命名されています。これは不適当な名前で、冷却電顕で観察すると、ＭＴＢＤは不定形コイル状で微小管とはわずかに接しているだけで、単離しても結合能は非常に低いのです。

図９　タウと微小管の関係

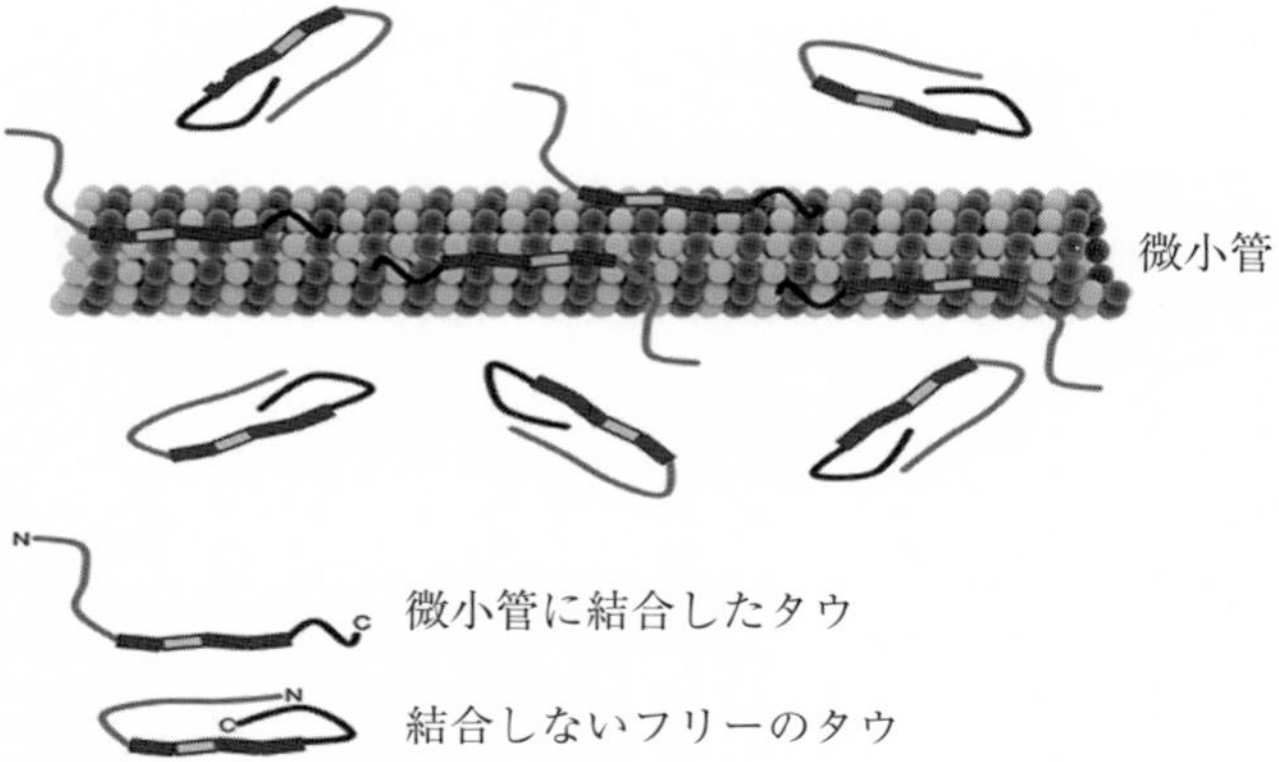

Guo T, et al. 2017 より

図 10　六種類のタウ同位体

4R タウ同位体　MTBD：RD：微小管結合ドメイン

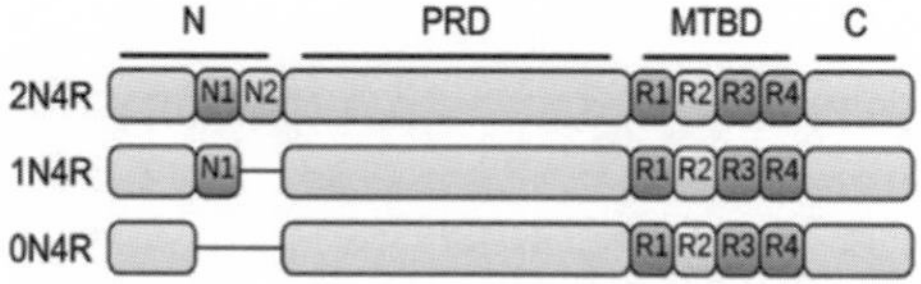

3R タウ同位体　MTBD：RD：微小管結合ドメイン

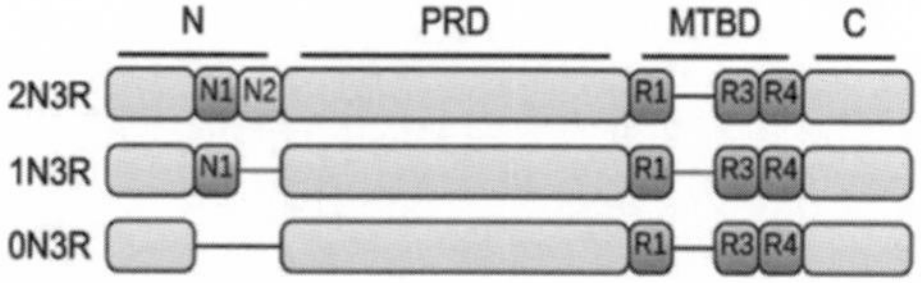

C：カルボキシドメイン
MTBD：微小管結合ドメイン＝ RD：リピートドメイン
N：アミノ末端ドメイン
Guo T, et al.. Acta Neuropathologica. 2017,133: 665-704. より

リピートドメインＲＤのアミノ末端側はβシート（板状の形態）になりやすく、ＰＨＦのコアになっていますが、詳細は未解明です。またアミノ末端ドメイン、カルボキシドメインは非常に動きが激しく、冷却電顕、免疫電顕、核磁気共鳴法などによる画像はぼんやりと映るだけでその三次構造は不明です。つまり、タウ蛋白は微小管に結合した場合、アミノ末端ドメイン、カルボキシドメインはその激しい動きで他の蛋白質が微小管に結合するのを妨げ、スペーサーとして有効に働くようにできていると言えます。

タウ蛋白は極めて親水性で、㎜ミリモル単位で水に溶けますが、細胞質内ではμMマイクロモル単位と非常に薄い濃度で存在します。しかし、塩基性のリピートドメインＲＤが陰イオンや核酸で中和されると容易に凝集します。この場合、リピートドメインが結合している微小管ドメインＭＴＢＤに結合した微小管は、タウが凝集しない様に作用します。微小管のチュブリン二分子は一分子のタウと対応があり、タウは微小管の表面を覆っている計算になります。実際には、リピートドメインを挟んだアミノ末端ドメイン、カルボキシドメインが開いた形となり、タウは等間隔で分布します。またアミノ末端ドメイン、カルボキシドメインは微小管フリーの状態では屈曲してクリップ様の構造を呈し、他の蛋白が結合しやすいアンカー（錨）として働きます。（図９）シナプスの増減などで、微小管が伸長・収縮する場合、タウ蛋白はそれに応じて増減します。

タウ蛋白は生理的にリン酸化、脱リン酸化、アセチル化、糖化などを受けます。リン酸化される部位は四五ケ所以上あり、病理標本ではリン酸化タウを免疫的に染めて検出しています。タウ全体、特にリピートドメインがリン酸化されると、微小管への親和性が低下してタウが微小管から離れ、ミトコンドリア、アミロイド前駆蛋白質ＡＰＰ、小胞体などは微小管による輸送を受けやすくなります。リン酸化と脱リン酸化は生理的に調節されており、冬眠や麻酔ではリン酸化の程度は多くなり、熱ストレスや酸化ストレス（解毒しきれない酸素による障害）では少なくなります。リン酸化がタウの生理作用に不可欠である一方、アルツハイマー認知症にみる病的凝集には直ちに繋がらないとされています。リン酸化も部位によっては、かえって凝集しにくくなります。ちなみにリン酸化の程度は、成人脳では二ケ所以下、胎児脳では四ケ所以下、アルツハイマー認知症では八ケ所以上となっています。ＰＨＦがリン酸化タウであることは周知の事実ですが、一般に細胞培養、実験動物レベルでは再現することが困難なのです。なおアルツハイマー認知症には遺伝子変異が全くみられないこと、つまり、すべて病変は遺伝子以後postgeneticの出来事であることをお断りしておきます。この問題は後の家族性前頭側頭葉変性症FTLDにおける微小管関連蛋白タウ遺伝子　*MAPT*の項（213頁）で再度解説します。

コラム■アルツハイマー認知症の病因としてのグリア細胞

アルツハイマー認知症の病理では、神経細胞に起こるアミロイドβとリン酸化されたタウ蛋白の蓄積に次いで、神経細胞の周囲にあって**神経細胞の代謝を支え、脳内の免疫を担うミクログリアやアストロサイトの活性化**が挙げられました。脳には脳血液関門があって、脳以外の器官とは異なる免疫や炎症機転が働きます（自己免疫による認知症、脳に起こる炎症と脳内免疫166頁参照）。これら神経細胞の周囲にあるミクログリアなどの細胞群をまとめて**グリア細胞**と言います。グリア細胞は正常では神経細胞を支持、防御するように働くのに対し、一旦、神経細胞が炎症や加齢で損傷を受けた場合、活性化して神経細胞を死滅へ導くことがわかってきました。この現象は老化の機序にみられる遺伝子の**拮抗的多面発現性 Antagonistic Pleiotropy**（同じ遺伝子や遺伝子産物が生殖期を挟んで各々正負の方向に働く現象）に類似する現象です。作動物質としては、カルシウム、プロテオグリカン（糖蛋白質の一種）、TGFβ（β型変異増殖因子）、NFKB（核内KB因子）、補体などが挙げられています。以上のように、いわば諸刃の剣のようなグリア細胞を手なずける治療薬の開発が試みられています。アミロイドβやタウ蛋白を標的とした治療薬の開発が行き詰っている折から、残された突破口として期待されています。それに関連して、慢性関節リウマチの患者さんで消炎剤 NSAID の一種であるイブプロフェンを服用している人は認知症が少ないとの報告がありますが、残念ながら、その後の検証ではNSAIDを積極的に予防や治療に用いるには至らないと結論されています。

アルツハイマー認知症の臨床（図11参照）

アルツハイマーの経過は通常、初期、中期、末期の三期に分けています。

初期：記憶力、見当識（時間空間の認識）の喪失、迷子、徘徊、自発性減退、意欲の喪失、物の認識ができない、異食（石鹸など食べられないものを食べてしまう）、二〜四年の経過。

中期：失禁、弄便《ろうべん》（便を触ったり、擦り付ける）、言語障害、親しい人の認識ができない。

末期：高度の痴呆、表情の喪失、傾眠傾向（昼間も眠ってしまう）。食欲がなくなる、手の代わりに口を近づけたり吸う動作をする。けいれんが発作的に起こったり、四肢の関節が曲がったり、伸びたままで固くなる。嚥下障害、無呼吸発作が起こる。

個々人によって初期、中期、後期に表れる症状や期間が変わります。

大多数の人たちの直接死因は、食欲不振による栄養の低下、誤嚥性肺炎や尿路感染症、褥瘡（床ずれ）などの細菌感染症ないしはインフルエンザ、ノロウイルス、帯状疱疹などのウイル

図11　アルツハイマー認知症が進行する部位と症状の関係

	I-II	III-IV	V-VI
神経原線維変化	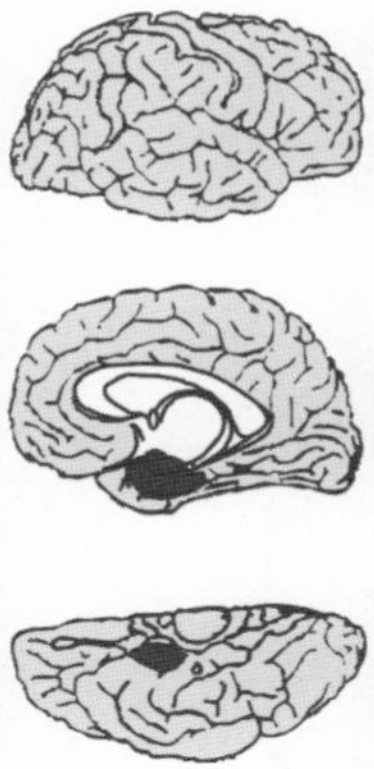	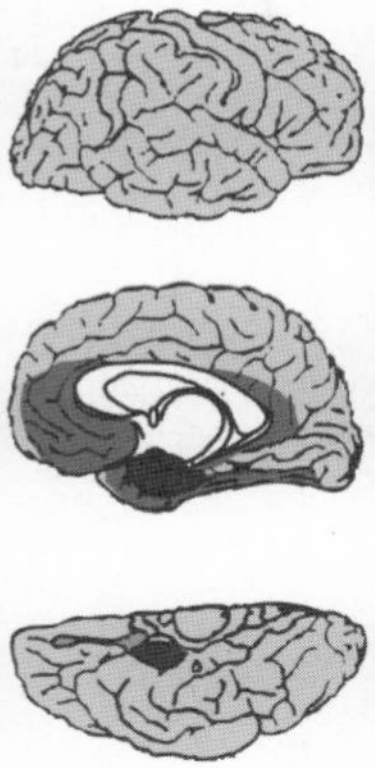	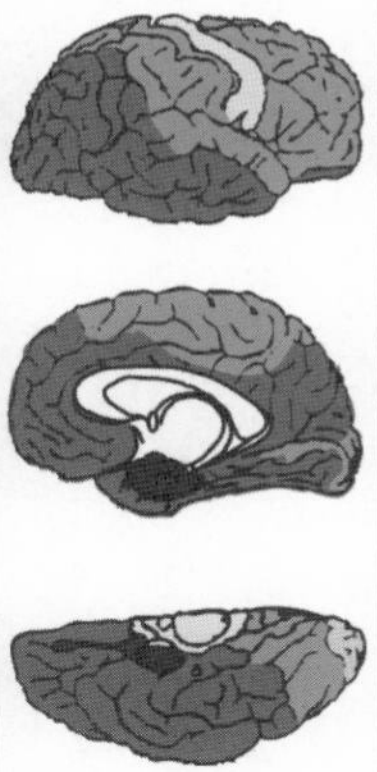
病変部位	移行嗅内皮質	内嗅領皮質・辺縁系	新皮質
臨床症状	軽度認知障害MCI	記憶障害・失見当識	重度
日常生活	できる	要援助・要介護	要介護

神経原線維変化 NFT の分布による Braak Stage、I-II, III-IV, V-VI 分類。白色から黒色になるにつれて神経原線維変化の分布が進行する。
移行嗅内皮質、内嗅領皮質、新皮質に分布する病変がそれぞれ、軽度認知障害 MCI、記憶障害・失見当識（時間空間の認識ができない)、重度の症状に対応する。日常生活もそれぞれ、できる、要援助、要介護にほぼ対応する。
なお最初期の Pretangle びまん性神経原線維変化は脳幹(青斑核)に起る。つまり単純ヘルペスウイルスが脳幹にある三叉神経核から感染を起こし上記病変を生じる事実によく合致する（ヘルペスウイルス原因説参照)。
Braak H, et al. J. Neuropathol. Exp. Neurol. 2011, 70: 960-969. より改変

ス感染症と、その後に起こる免疫力の低下によります。そのほか、既存の他の疾患の悪化や、認知症と直接関係のないクモ膜下出血、心筋梗塞、大動脈解離、動脈瘤破裂、それに脳幹の病変からと思われる突然の呼吸停止で急死することがあります。病悩期間は平均ないし中央値で八年から一一年と報告されています。

次に各症状について説明します。

1 記憶障害

記憶には「記銘」という覚えこむ過程と、それを覚えておく「保持」過程と、これを再生する「想起」とよばれる三つの過程があります。保持がうまくゆかないと「忘却」が起こります。ドイツの心理学者エビングハウス（一八五〇～一九〇九）は「忘却曲線」といわれる有名な曲線を実験で求めています。実験は健常者について覚えこんだ出来事をどのくらい覚えているかを調べたもので、二〇分後には半分近く忘れ、翌日には三分の二を忘れてしまいますが、その後曲線はゆるやかになり、一月後には五分の一ぐらい記憶しています。すなわち、この五分の一ぐらいはなかなか忘れないで長期記憶として残ります。

認知症では**短期記憶の障害に始まり、次第に長期記憶に障害が及びます。**短期記憶の障害は新しいことを覚えることが難しくなり、少し進むと大きな行為すら忘れてしまいます。

これは、けいれん発作の治療のため、側頭葉内側辺縁系にある内嗅領皮質を切除したＨＭという患者さんでみられた症状と同じです。ＨＭさんはある時点以前の記憶は保たれていましたが、切除術以後、短期記憶はまったく失われてしまいました。

認知症の人は、食事をしたばかりなのに「まだご飯を食べてない」と言ったり、定年退職したのに、「会社へ行く」といって鞄を持って出かけます。同じ買い物を何回も繰り返す結果、家の中に異常に同じ品物が溜まります。蓄積された今までの記憶は過去に遡って失われていきます。その人にとって現在とは最後に残った記憶の時点になります。

記憶の研究で最も有名なＨＭさん

米国に住むＨＭさんは一九五三年、二七歳の時、重症のけいれん発作のため、両側の側頭葉内側の切除手術を受けました。手術後、記憶障害が出現し、三〇年以上経っても回復しませんでした。彼は知能テストでは、ＩＱが一一八で、平均以上の知能指数を示し、術後も正常の知能指数を示しました。手術以前、一〇代から二〇歳前半までの記憶はよく保たれていました。術後の出来事については、かかりつけの医師の顔や名前、自分のしたことは、覚えられず、同じ新聞の記事を一日中飽きもせずに読みます。読んですぐに片端から忘れていきます。彼が好きだった叔父さんの死を知らされた時、極度に興奮しましたが、それからすぐにそのことを忘れてしまうので、その反応はすぐに終わります。そして、叔父の死をあらためて聞くと同じような興奮状態になり、慣れることがありません。つまり短期記憶は甚だしく障害されていました。一方、彼の長期記憶が正常に保たれているかどうか、有名人の写真を見せると、手術前の記憶はよく保たれていました。このことは、手術で切除された側頭葉内側が、このような長期記憶の貯蔵所ではないことを示しています。ＨＭさんは二〇〇八年呼吸不全で亡くなられ、死後、精細な脳の検索が行われました。その結果、海馬の後方部はほとんど残っており、一方、内嗅領皮質と扁桃核は切除されていて、**短期記憶障害は「内嗅領皮質」が切除されたため起こった**ことを裏付けます（図14、15）。

コラム■愛しさ、悲しみを消す天の羽衣

記憶がすぐに消えてしまうＨＭさんに似たような話で、愛情や悲しみの記憶が消えてしまう（扁桃核が癒やされる）話は日本の民話、竹取物語の一節に見られます。

かぐや姫は、せめて天に上っていくのだけでもお見送りくださいというが翁は泣き伏してしまう。「御心が乱れてしまっている」と見かねたかぐや姫は「この先、恋しい折々に、取り出してご覧ください」と手紙を書き置いた。天人の中の者に持たせた箱が

あり、それには天の羽衣が、また別の箱には不死の薬が入っている。一人の天人が姫に「穢《きたな》い所の物を召し上がっていたのでご気分が悪いことでしょう」と言い、薬を持って寄ったのでかぐや姫は僅かに嘗め、天の羽衣を着せようとしていた天人を制し、帝への手紙と歌を書いた。その歌には、

「今はとて天の羽衣きるおりぞ　君をあはれと　思いいでける」

（今はこれまでと天の羽衣を着る時になって、あなた様をなつかしく思い出しました）

と詠んだ。その手紙に、薬を添えて頭中将へ渡させた。中将が受け取ると天人がさっと天の羽衣を着せたので、かぐや姫のこれまで翁を痛ましい、愛しいと思っていたことも消えてしまった。この羽衣を着た人は物思いがなくなってしまうのだったから、かぐや姫は車に乗って昇ってしまった。

　このような衣《ころも》があったら、うつの人や恋愛に悩む人には朗報ですね。

２　認知障害・見当識障害

視覚・触覚・聴覚などすべての知覚は外部環境に存在する価値や情報を積極的に探索する作業です。人間や動物は無意識のうちに外界を認識していますが、知覚は外界の単なるコピーではなく、外界の変化の中から探索によって価値や情報という既に脳に蓄積され利用することが

できる**心像と照合する行為**です。例えばコーヒーカップはどのような用をし、どのような角度からみてもコーヒーカップには変わりないなどです。コーヒーカップばかりでなく自分自身も外界との相対関係において認識しています。

生まれつきの盲人が治療により視覚を初めて得た場合、ある程度若くてこのような心像を視覚で探索するシステムが脳の中に育っていない、つまり受け止める素地がないと視覚は活用されず、脳に映っているが認識されず元の盲目の世界に戻ってしまいます。言語や発語は最も精緻なシステムで、言語を理解することは単なる記号解読ではなく、脳が訓練されていて、言語の内容が心像として脳に蓄積されていないと活用できません。

これら知覚体験のバックボーンとなる**心像が、認知症では障害されるので認知障害、見当識障害が起こります**。見当識障害は自分のいる場所、今の時間、自分に親しい人の順に起こります。迷子になって警察から連絡を受けたり、人物に対する錯覚、誤認が起こり、進行すると家族の顔もわからなくなります。見当識障害が高度になると、鏡の中の自分すらわからず、自分の像に話しかけたりします。

徘徊は認知障害、見当識障害による誤った目的、動機と、歩行による心身のストレス解消の欲求から起こります。例えば自分の家にいるのに「家に帰る」、成長した子どもが面前にいるのに「子どもを捜してくる」などです。都会における徘徊は、一歩家の外へ出ると誰も注意してくれる人がいないことから、頻繁に迷い子になったり、警察から連絡があったり、交通事故に遭ったり、また踏切に入ったりで、たいへん困った問題です。それに引き換え、かつての農村地帯では、田んぼの畦道を徘徊していれば、農作業をしている人々が、「あれは何処どこの婆さんだ」と「何々さーん」と声をかけ、家まで連れ戻してくれました。つまり、徘徊はその時代、場所で問題となるかどうか、決まってきます。最後の章で述べる、認知症の人が安心して暮らせる町づくりとは、地域が一体となって徘徊に対処する町のことをいいます。

３　知能障害

知能には**言語性知能**と**動作性知能**があります。

言語性知能は概念としての言語を通して理解したり学んだりする能力です。認知症では、知覚体験の心像の蓄積に供される言語が障害され、情報処理能力は格段に低下します。

動作性知能は、食事、排泄、着替え、入浴、睡眠、休息といった日常の生活動作と、買い物、楽器を弾く、車の運転、電話など道具を使う動作に分けています。**この二つの能力があれば、通常の生活は経済の裏打ちがあればできます**。動作性知能は次に述べる手続き記憶を基にしています。

4　手続き記憶の障害、失行、失認

食事、排泄、着替え、入浴、睡眠、休息といった**生活動作**は、空腹、排尿したい、眠たい、疲れた、といった視床下部で知覚される臓器感覚を、身につけた行儀、手続き作法で解決するプロセスです。ヒトは誕生してからこの感覚や欲求を充たす作法を身につけていきます。身につけた**習慣や行儀作法**は赤ん坊のときから基本的**長期記憶**として大切にしまわれ、これを手続き記憶といいます。手続き記憶の障害の一つ、失行は食事や書字など目的にあった動作ができないことをいいます。失認は視覚、聴覚、触覚を介して対象物を認識できない障害をいいます。手続き作法が崩れると、尿便失禁、弄便（便を触ったり、擦り付ける）、過食、不潔な状態など、一般の価値観や常識とかけ離れた行動をすることになるので、周囲は困惑したり、不快感、嫌悪感を抱くようになります。本人を難詰しても理解できないばかりか、かえって混乱を加速します。

5　意欲の低下と性格の変化

認知症は失行、失認の上に精神症状が重なって独特の症状と経過を示します。その人が長年にわたって築き上げてきた**個性的、理性的な知的能力が鈍ります**。関心、志向、努力、配慮が鈍化し、その人の理想、道徳、価値観の変化にまで及びます。個性、人柄、自分自身といったものの崩壊、活力の低下、情緒的暖かさ、ユーモア、思いやりの喪失がみられます。実は病歴を詳しく尋ねてみると、失行、失認が現れる前から、この意欲低下や無関心が認められます。

６　思考、判断の障害

認知能力、情報処理能力が障害されることにより、思考、判断力が障害されてきます。昔の記憶は保たれていますが、新しい記憶が障害されるため、事実でない話、作話が起こります。これをコルサコフ症候群といいます。これは嘘をつこうとしているのではなく、本人は事実と信じているので面倒です。「嫁がごはんを食べさせてくれない」「家の者が自分の物を盗んだ」などという言動から家族やケアする人々に困惑を引き起こします。

コラム■アルツハイマー認知症にみる感情障害の進化的意味

アルツハイマー認知症では、脳の扁桃核が侵されるため、拒否的傾向、怒りっぽくなる、他人を非難する、悲しい、泣きやすい、怖がるなど、**感情や情動の障害**をしばしば伴います。

感情は楽しい、悲しい、さびしい、気分がよい、幸福感、悲壮感など心の状態を示します。情動は泣く、笑う、怖がるといった人間の心の身体的な反応です。扁桃核は、進化の歴史では、原始哺乳類の脳にその起源があります（図12　マックリーンの脳の三層構造説参照）。**扁桃核が現在に至るまで保たれてきた**、言い換えれば、感情や情動が進化の上で有用であった理由をここで考えてみましょう。

私たちは個人的体験として「いい気分」の意味を理解しています。満ち足りていて、前途に希望を抱き、活力に満ちていると感じます。他人と付き合うのも億劫ではないし、相手の人もそう感じています。私たちはまた「悲しみ」の意味を知っています。悲しいと、何事に対しても消極的になり、将来に悲観的になります。自分の将来にも、自分自身にさえも不信が募ります。こうなると人との接触を避けるようになり、また落ち込んでいる人に対しては、周囲も敬遠するようになります。何かよいことが起こっても、たいして嬉しくなくなってしまいます。幸福感と同じように、不幸な感情も一過性の場合もあるし、長続きすることもあります。私たちはさらに、常軌を逸した感情も理解しています。愛する人を失った時の深い悲しみや、たいへんな幸運を得た時の有頂天の気分を経験します。また、落ち込んで、深刻なうつ状態にある人、舞い上がりそうな異常な幸福感に浸り、躁病の様相を呈する人と接することもあります。

感情が進化してきた理由の一つは、「アメ」と「ムチ」によって脳が発達していく機構の一部であるということです。ある行動に対し、褒められると幸福になり、罰を受けると不快になります。このような感情が持続すると、褒賞を求め、罰を避けることになります。

さらに個人の行動に関していえば、感情は人類の発展に不可欠な行動を維持する働きを担っています。人類は極度に社会的な動物です。幼少期には、食物の確保は完全に両親に依存しています。生存や生殖も完全に社会に依存しています。従って、社会的連帯を維持し、増強する感情は、明らかに進化の上で有益であったと思われます。

感情が社会化の要素であることを端的に示す証拠に、愛する人から別離を強制されると、気分が抑圧されることがあります。この反応は、特に子どもや幼児で研究されています。彼らは母親から引き離されると、最初は抵抗を示しますが、やがて悲嘆に暮れてしまいます。母親も、子どもと同じく、悲しみの感情から遠ざかるため、できる限り離れまいとします。成長してからは、別離の悲しみが、不快な気分を回避するよう合図を送り、集団に帰属させる力として働きます。

私たちは、暗い人物よりも快活な人物に従う傾向があります。自信に満ちて活動的な人物は、新しい考え方や問題解決の策を生み出す可能性が高いために、この傾向は正しい場合が多いといえます。このようなカリスマ性は集団の発展に重要な要素であり、高揚した感情は、ある個人を指導者に、その他の人々を追随者へと導きます。感情のこうした社会的機能が発揮されるためには、その感情が適度である必要があります。それを過ぎれば、逆効果になってしまい、集団は誤った方向に向かうリスクを生じてきます。過去に民主主義を採用した国が、時に独裁者を生み、やがて破局へ向かった暗い歴史は、進化で形成されてきた感情に流されやすい人間の性質に基づくのではないでしょうか。

一方、私たちの脳には、**線条体**（被殻と尾状核図12、13）という神経核（神経細胞の塊）が大脳基底核にあり、爬虫類脳にその起源があります。線条体は、ｆＭＲＩ（脳の局所の血流をイメージングする手法）を用いた研究によれば、被験者に金銭的報酬を与えた場合と、社会的報酬、つまり名誉など周囲から認められる動機を与えた場合、ともに活性化することが分かりました。この場合、後者の方が活性化の程度が高かったのです。私たちの脳は、現在のような経済主体の社会になる前から進化してきたわけですから、その中で何らかの行動を動機づける要素が必要だったはずです。それは他人に認められたいという欲求や**社会への奉仕の精神が、私たちを動かしてきた原動力になっているように思われます。**

前に述べたように、扁桃核つまり感情は、その社会的機能のゆえに保持されてきました。他方、線条体が示す私たちの心の共感能力、他人のために役立つことをしたいという奉仕の精神も、共同して生き延びるための欠かせぬ因子であったと思われます。このような、「**愛は金よりも強し**」を具現する線条体を活性化する原因結果の系を「**報酬系**」といっています。

夏目漱石の小説「草枕」の冒頭に「智に働けば角が立つ、情に棹させば流される」（理知的でいようとすると人間関係に角が立って生活が穏やかでなくなり、情を重んじれば、どこまでも感情に引き摺られてしまう）という文章があります。「草枕」の冒頭の言葉は、**知と感情のバランスをとって日々の生活**をすれば、軋轢が少なくなり、穏やかに過ごせることを示唆しています。ここにもう一つ私たちの脳にある報酬系「愛は金よりも強し」を組み入れることが円満な社会生活を送る鍵になるのではないでしょうか。

二　認知症の進化説

側頭葉内側・辺縁系から始まる病変

次に、なぜ側頭葉内側・辺縁系からアルツハイマー認知症の病気が始まるのか、の所以についてお話しします。実はヒトの脳を研究するときは、「**進化の歴史を顧みることが絶対必要**」というのが研究者の一致した意見なのです。ここではマックリーンの脳の三層構造説から説明を始めます。

■マックリーンの脳の三層構造説

米国の神経科学者ポール・マックリーン（一九一三～二〇〇七）はヒトの脳を進化の過程から、次の三層構造からなる説を唱えました（図12）。

①原始爬虫類脳
②原始哺乳類脳（辺縁系）
③霊長類脳

①爬虫類脳は最も古く、脳幹と基底核、小脳からなり、呼吸、循環、体温など基本

図12　マックリーンの脳の三層構造説

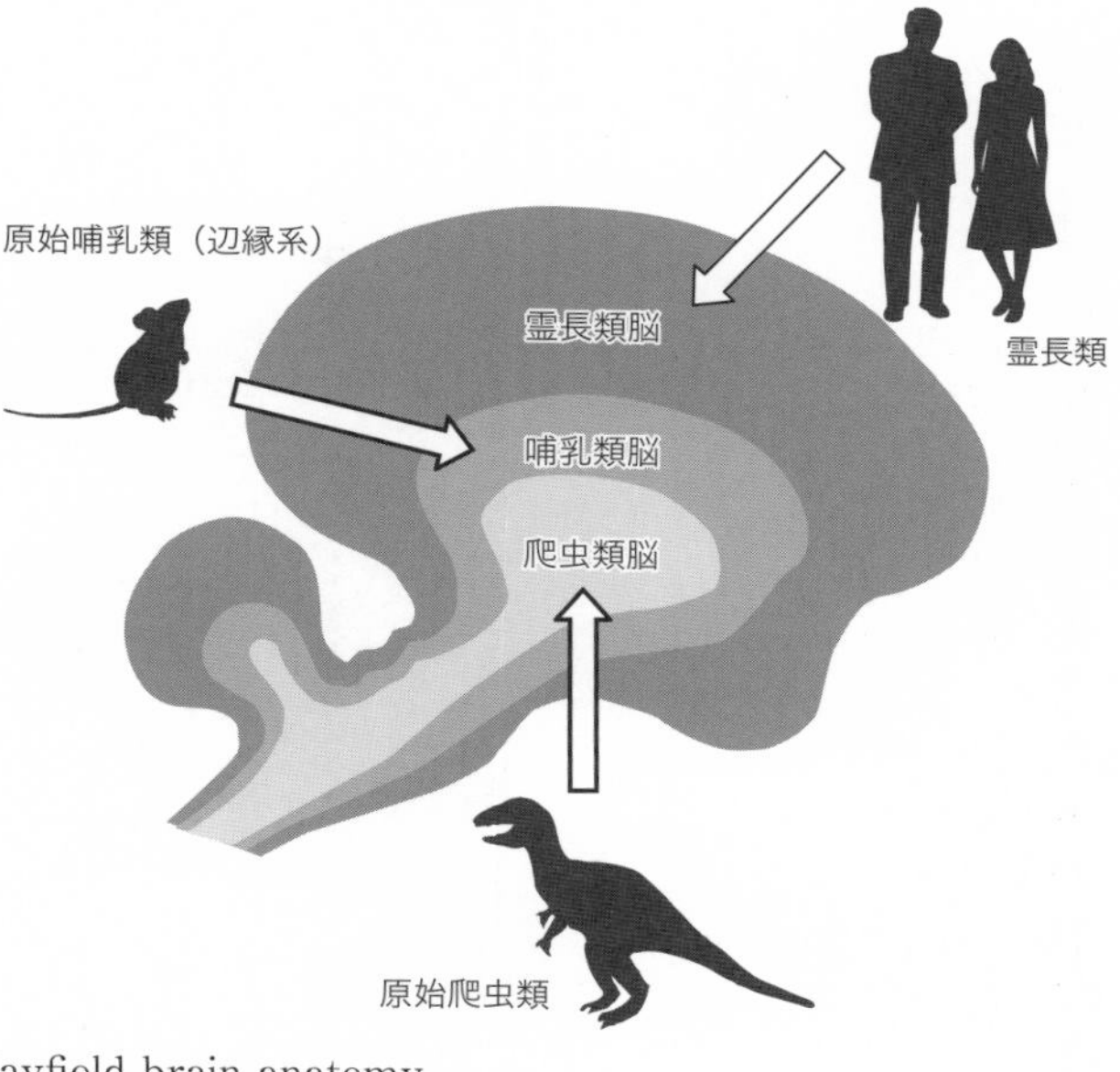

Mayfield brain anatomy.
https://d3djccaurgtij4.cloudfront.net/pe-anatomybrain.pdf
より

図13　乳頭体を通る大脳前額断面図
（四角で囲んだ部位が基底核）

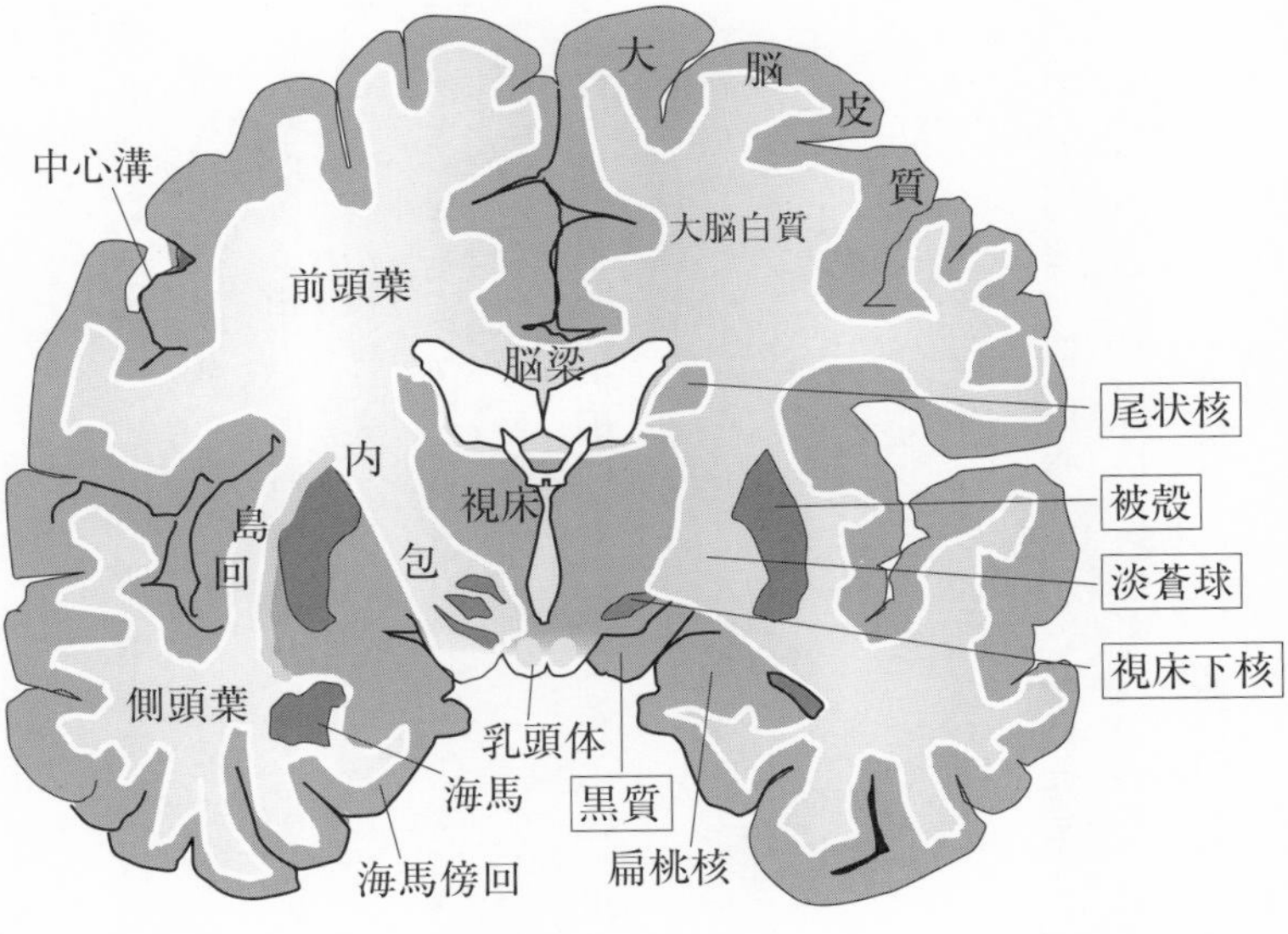

基底核は線条体（被殻、尾状核）、視床下核、淡蒼球、黒質、マイネルト核（この断面にはない）を含む。
辺縁系は海馬傍回（内嗅領皮質、移行嗅内皮質）、海馬、扁桃核（体）、中隔核、視床下部、側座核、乳頭体、帯状回を含む。（海馬、内嗅領皮質の図とイラスト参照）（水谷俊雄著『神経病理学者が語る脳の病気』より）

的な生命維持機能を担当します。

②次に進化した原始哺乳類脳は現在のヒトの側頭葉内側・辺縁系（内嗅領皮質、海馬、帯状回、扁桃核）に相当し、記憶、情動、感情、生殖、行動につながる動機などを担当します。

③最後の霊長類脳は大脳皮質に相当し、言語、学習、思考などの高次機能を担います。

実際のヒト脳では、この三層が複雑に入り組んでできているため、大脳前額断面図において三層構造はそれほど判然としません（図13）。これに対し、マックリーンの示した**縦断面**の方が、**進化が縦軸方向に起こった**ため、三層構造を明示しています。またアルツハイマー認知症をはじめとする脳の変性疾患（不明の原因による神経細胞の死）は進化の歴史に従って起こるため、三層構造説が理解を容易にしています。

コラム■脳の進化とアルツハイマー認知症

ここではマックリーンの三層構造説を、後に述べる「なぜアルツハイマー認知症が側頭葉内側辺縁系から始まるのか」への解答として引用しました。米国国立老化研究所（National Institute on Aging NIA）の神経科学者ラポポルトもこの考え方を別途、系統化しているので前もって紹介しておきます。

彼は、アルツハイマー認知症はヒト脳が「**遺伝子重複**により急速に進化した結果」により起こると主張します。**「進化が急速に起こっている部位」**は、**大脳新皮質連合野および、その連合野と連絡する大脳旧皮質・海馬体、マイネルト核、扁桃核に当たり、ここに「アルツハイマー認知症の病変」が起こっている**と指摘します。

ヒト脳が急速に進化したという考え方の例として、チャールス・ダーウィン（一八〇九～一八八二）と同時に自然選択に基づく進化説を提唱したアルフレッド・ウォレス（一八二三～一九一三）は、進化はゆっくり起こるのではなく、急速に起こる例の一つとして挙げています。化石や分子進化学による研究では、五〇〇万年前、ヒトの祖先はチンパンジーやゴリラとの共通祖先から分岐します。七〇万年前に直立歩行したオーストラリア・アファレンシス原人の脳容積は四〇〇㎖に達し、三〇万年前から五万年前にかけてホモ・サピエンスの一四六五㎖になり、ここ五万年ほどは不変とされています。ヒトは現象をシンボル化し、言語、会話を利用して知覚情報から運動や行動を巧みに組み合わせるために、新しい脳を成長させるばかりでなく、**古い脳を再編・リモデル**しています。このため、進化の歴史上急速に獲得した大きな前頭葉は、古い後頭葉・側頭葉（とくにその内側辺縁系）・頭頂葉の連合野との間にも新たに豊富な神経線維連絡網を設けています。

蛋白質を構成するアミノ酸は、ＤＮＡの四つの塩基Ａ・Ｔ・Ｃ・Ｇのうちの三つの配列で決定されます。塩基配列の変化を分子進化といいます。一個だけのＤＮＡ塩基の置換を単塩基多型（Single Nucleotide Polymorphism ＳＮＰ）といいます。ＳＮＰのほぼ三分の二はコードするアミノ酸も変わらず（同義置換）、蛋白質も同じですが、ＳＮＰの三分の一はアミノ酸が変わり（非同義置換）は、蛋白質の機能も変わります。分子進化が起こる速度は、自然選択圧の影響を受け、重要な機能を持つ蛋白質やその活性部分（ドメイン）は遅く、そうでない蛋白質やドメインでは速くなります。この現象を分子進化における機能的制約といっています。

進化はＳＮＰだけでなく、遺伝子重複によっても起こります。この場合**進化の速度、つまり新しい蛋白質が現れる速度は一段と速くなります**。というのは、染色体レベルで遺伝子重複が起こる、つまりセットとなったＤＮＡがいっぺんに新しく生じるからです。遺伝子重複では既に存在していた遺伝子・蛋白質が機能を肩代わりしているため、新しく生じた蛋白質にかかる自然選択圧は軽減し、**機能的制約から解放される**ので、進化速度はより速くなります。この結果、新しい機能を獲得した遺伝子が生じる一方、変異遺伝子が生じる確率も格段に増加し、様々な遺伝病を来しやすくなります。

新しい遺伝子に従う個体発生では、一般に細胞の有糸分裂が遅延し、神経細胞の髄鞘化など、細胞の成熟や、出来上がった細胞が所定の場所まで遊走・到達するまで時間がかかることがわかっています。

遺伝子重複は適当に起これば、新しい機能を備えた蛋白質は進化に貢献しますが、過剰に起こる（**過剰発現**）と、かえって機能が劣る蛋白質を生じます。その典型的な例が、ダウン症・第二一染色体が三つできてしまうトリソミーです。ダウン症では、四〇歳以前に老人斑や神経原線維変化ＮＦＴ Neuro Fibrillar Tangleを生じ、アルツハイマー認知症を発症します。またアルツハイマー認知症の家族歴がある人には多くダウン症もみられます。

以上の知見からラポポルトは、アルツハイマー認知症はヒト脳の遺伝子重複に基づいた系統進化の歴史を背景とし、加齢を含む環境要因が加わって生じてくる病気であるという説を唱えます。

遺伝子重複による脳の進化は、単塩基置換ＳＮＰだけでは、現在のヒト脳を実現するには到底間に合わないことから、ほぼ確実に起こったものと考えられます。一方、遺伝子重複が直接変性疾患の原因であるという考え方を証明するためには、変異遺伝子の研究が待たれます。

■原始哺乳類脳に起こったリモデリング

ヒトは哺乳類に属します。哺乳類の祖先は原始哺乳類に当たります。原始哺乳類は爬虫類の先祖と祖先が同じで、その分岐はおよそ二億二五〇〇万年前に起こりました。その後は、爬虫類が生存競争に勝り、爬虫類の一族である恐竜が全盛時代を迎えます。恐竜の全盛時代には、原始哺乳類は夜行性の生活を送らざるを得ず、恐竜が活動する日中は暗所に潜み、夜間に嗅覚、聴覚、触覚を頼りに食物を漁ったり、子どもを育てなければならなくなりました。いわば、もぐらのような生活を送った原始哺乳類の脳が、現在のヒトの側頭葉内側・辺縁系に相当します。

七三〇〇万年前、太陽系は暗黒星雲と遭遇し、地球は日光が遮られるとともにオゾン層が破壊されます。以後八〇〇万年にわたって地球は「星雲の冬」を迎え、植物は光合成に支障をきたします。暗黒星雲とようやく訣別したばかりの六五〇〇万年前、メキシコ・ユカタン半島北端に直径一〇㎞の小惑星が秒速三〇㎞以上で衝突し、巨大津波と大火砕流が大陸を襲います。成層圏まで舞い上がった粉塵により長期間太陽光が遮られ、地球は氷河期を迎えます。恐竜は、火砕流、津波、寒冷化のため絶滅し、哺乳類にとっては日中に活動できるニッチ（生存可能な時間空間）が新たに生じ、哺乳類は全盛期を迎えます。

哺乳類は、それまでの夜行性の生活から、昼行性の生活を送れるようになったため、視覚情報を大いに利用するようになります。このことは、原始哺乳類脳の嗅覚系にかかっていた自然選択圧が弱くなったことを意味します。自然選択圧とは、種や個体の保持のため、問題とする個体や組織などがそれぞれどれだけ貢献しているかを表す指標です。例えば、脳の中で、最も自然選択圧が強くかかっているのは、呼吸、循環、体温を制御している脳幹です。脳幹の死は個体の死だからです。

さて、もぐらの後継者・哺乳類は、土の中から出てきて、**昼間に活動する**ようになりました。暗から明の環境に対応する必要に迫られた、言い換えれば**視覚への自然選択圧が増強し、嗅覚への自然選択圧が低下**した哺乳類脳では、再編化・リモデリングが起こり、**嗅覚系は退化、視覚系は進化**が起こります。

視覚、嗅覚、触覚、痛覚などの感覚情報は、哺乳類脳では、大脳皮質知覚連合野から側頭葉の内側へ送られ、そこで処理されて、大脳皮質連合野へ送られます［＊］。ここで側頭葉内側の構成についてもう少し詳しくいうと、「**内嗅領皮質と海馬**」という皮質がこれらの働きをしています。内嗅領皮質に起こったリモデリングの様相を見ると、**視覚系の部分は著しく拡張し、一方嗅覚系の部分は著しく縮小しています**。この時、「新しく」拡張した部分の神経細胞は、発生する時期が遅れ、軸索の成熟・髄鞘化も生後まで遅延します。

＊ここではもう一つ視床、扁桃核、脳幹にある青斑核（移行嗅内皮質に神経線維を送る）から身体の内部情報が移行嗅内皮質を通して内嗅領皮質へ入ってくるのです

が、理解しやすくするため省いています。詳細はコラム「情報伝達の十字路・内嗅領皮質」をご覧ください。

後期に発生する神経組織は、早期に発生する神経組織より、加齢や酸化ストレス（解毒しきれない酸素による障害）、炎症に対して脆弱性があることが認められます。神経原線維変化は、このような脆弱性のある神経組織、側頭葉内側・辺縁系（移行嗅内皮質に始まり、内嗅領皮質、海馬へ）から大脳皮質連合野の順で進行します（図11　アルツハイマー認知症が進行する部位と症状の関係参照）。

アルツハイマー認知症の病変が最初に青斑核に始まり、次いで側頭葉内側・辺縁系、それから大脳皮質に至る順番は、従来神経病理学者が一致して認めています。そのルーツは、この前のコラムで紹介したラポポルトに従えば、急速に起こった脳の進化にあります。ここでは脳の進化が、アルツハイマー認知症のルーツであることを重視する概念として「**認知症の進化説 evolution of cognitive disorders**」、**このルーツを「認知能の進化説 evolution of cognitive abilities**」と命名しておきます。

「認知症の進化説」は、後述する「認知症単純ヘルペス原因説」が出てくるまでは、唯一考えられるこの問題の解でした。認知症の進化説は全ての認知症を来す疾患とその病因分類（219頁）で改めて考察します。

図 14　海馬と海馬傍回

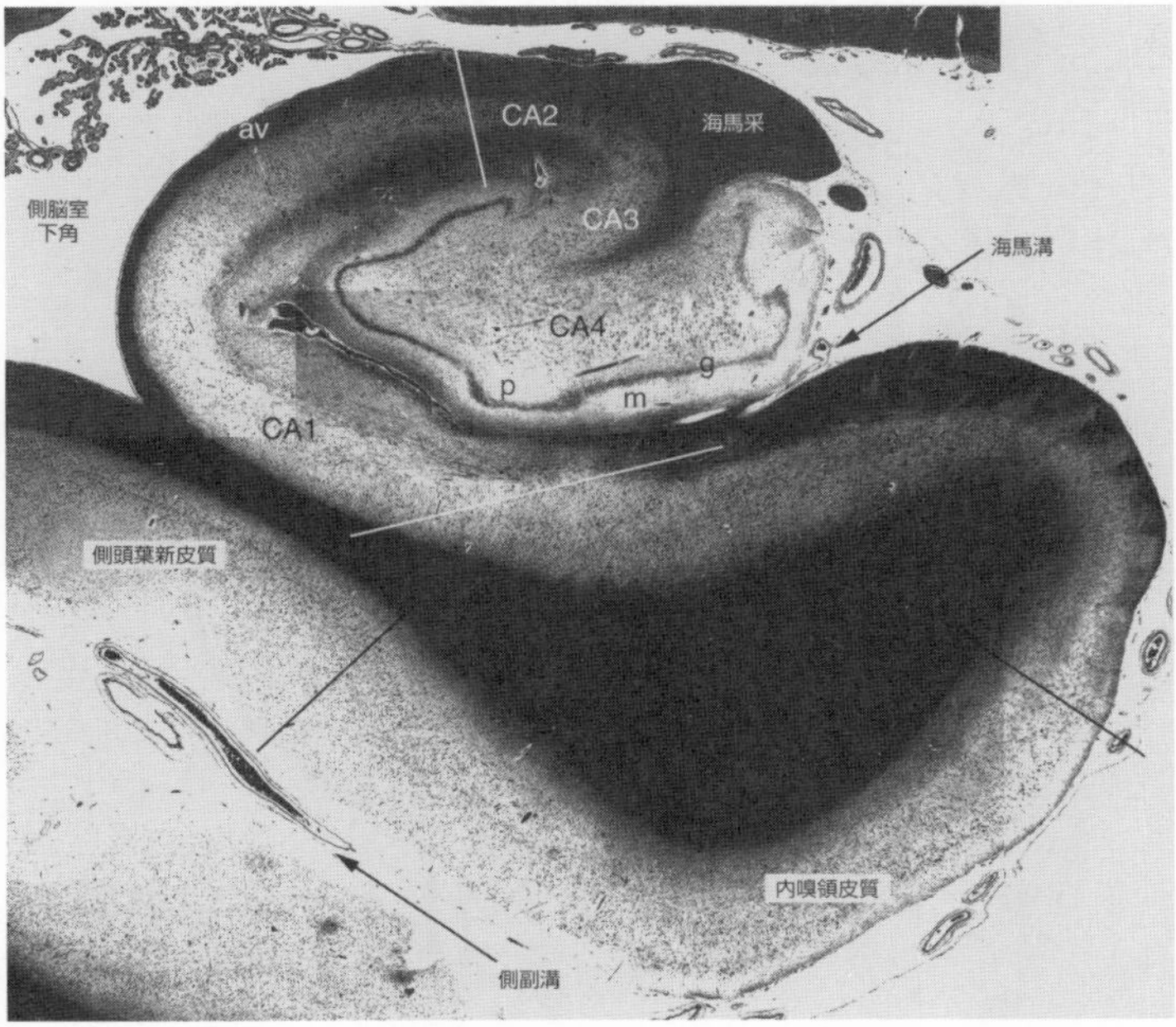

水谷俊雄著『臨床神経病理学』（西村書店）より転載

図 15　海馬、内嗅領皮質、移行嗅内皮質、大脳皮質連合野の間の情報の流れ

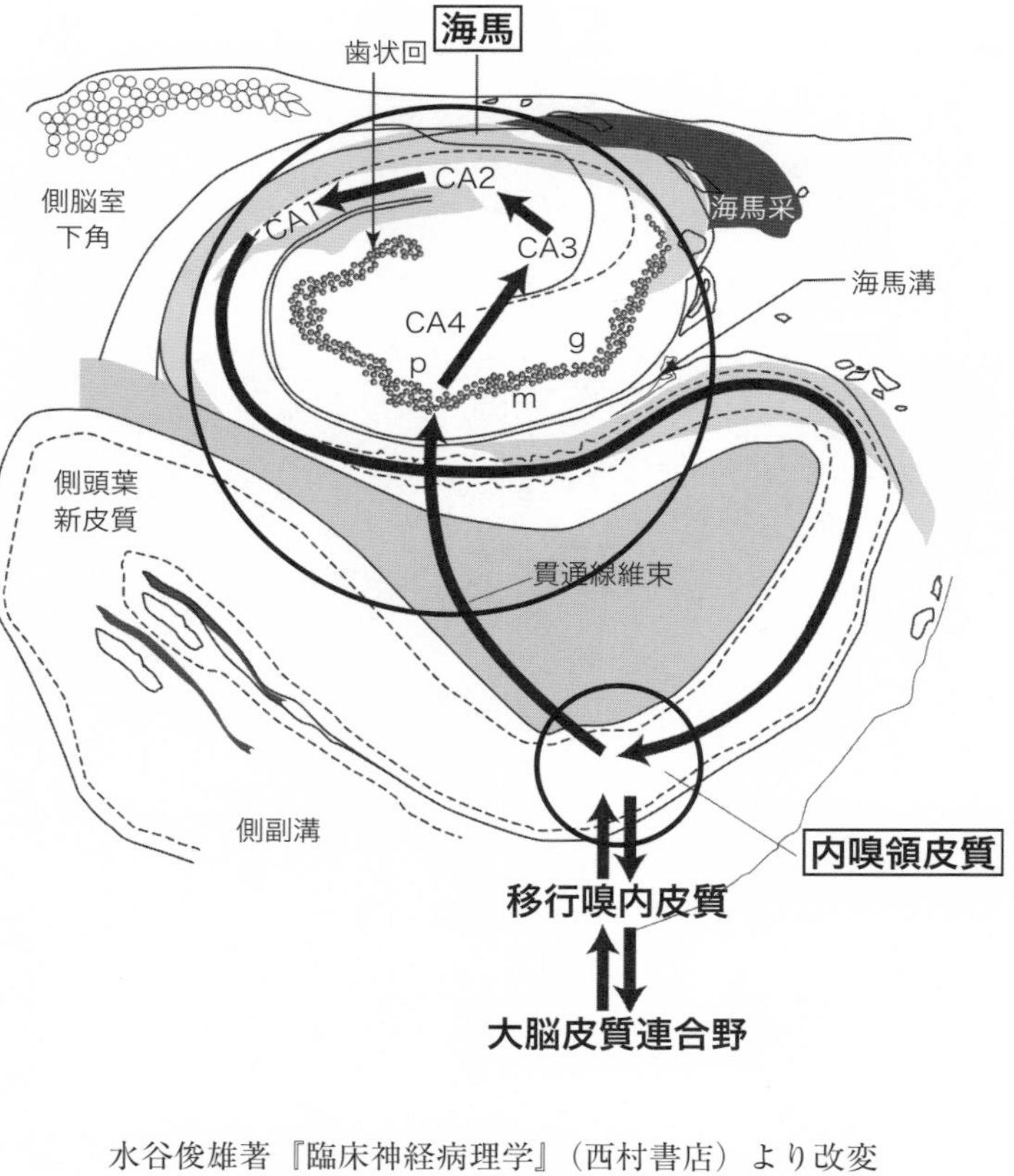

水谷俊雄著『臨床神経病理学』（西村書店）より改変
図 14「海馬と海馬傍回」をイラスト化した

コラム■情報伝達の十字路・内嗅領皮質（図14、15）

内嗅領皮質は海馬傍回の最も内側において海馬につながる部分です。ヒトの内嗅領皮質は「移行嗅内皮質」を通して一、他の大脳皮質からほとんどすべての感覚情報、および二、視床、扁桃核、青斑核からの情報の入力を受けています。一は外界からの情報を集め、二は身体の内部状況を反映しているものと考えられます。**内嗅領皮質と海馬は互いに神経線維が「ループ」をなして情報を伝えて**いますから、**内嗅領皮質の神経細胞が死滅するということは、これらの情報が海馬に入らないことですし、また、海馬の情報は内嗅領皮質に戻ってきますので、それもストップ**してしまいます。アルツハイマー認知症では一般にいわれている**海馬ではなく、内嗅領皮質の病変が臨床症状を引き起こす**のです。（43頁「記憶の研究で最も有名なHMさん」参照）

三　アルツハイマー認知症を巡る諸問題

■健常脳老化の形態学

健常高齢者にみる脳の老化の形態学は、疾患自体の研究に劣らず重要な研究テーマです。その理由は、認知症は大部分が高齢になって現れるので、そこに認められる形態学的変化が、果たして認知症の原因なのか正常老化にみる形態学的変化なのか、を知る必要があるからです。言い換えれば、**アルツハイマー認知症にみる変化は健常脳にも部位や程度が違うにしろ軽度にみられること**、アルツハイマー認知症の病変は**発症の数十年前から存在すること**がわかってきたからです。

一般に脳の加齢性変化を扱う場合は五〇～六〇歳以降の形態的変化を対象としています。健常な老人脳にみられる形態学的変化には、既存の構造が変化するものと、新たに出現してくるものがあります。前者は、老廃物の沈着や神経細胞の萎縮、変性、消失であり、後者は老人斑や神経原線維変化の出現です。

全体として萎縮するが、系統発生や個体発生上早期の部位は保たれる

脳重量は二〇～五〇歳ではほとんど変わらず、五〇～八〇歳にかけては大きく低下しますが、その後一〇〇歳代では減少が小さくなります。その場合、脳重量の減少は大脳の減少によるところが大きく、それに比べて小脳や脳幹の減少は僅かにとどまります。理由としては、早期に発生する部分は、マックリーンの三層構造説に示されたように生命維持に不可欠であること、つまり進化における自然選択圧の影響が考えられます。もう一つ、高齢者や超高齢者での脳重量の特徴は、最小値と最大値の広がり（分布が平たくなる）が大きくなることです。

萎縮するなか、脳の各部位のバランスは保たれる

前頭葉、側頭葉、頭頂葉＋後頭葉の皮質容積の比率を求めると、健常脳では二対一対二となり、年齢に関係なくこの比率が一定しています。一〇〇歳脳が若い脳を縮小したような形を示すのは、まさしくそのためです。さらに海馬と海馬傍回（図14）にも同様な関係があり、その断面積比は一対二です。両者の間には、互いに連絡しあう神経線維があるので、連動して容積が減少していると考えられます。一方、アルツハイマー認知症では、感覚情報が集まる内嗅領皮質・海馬傍回の方が強く減少し、アンバランスを生じます。

大脳の深部にある神経核（神経細胞の塊）でもバランスは保たれています。神経核では通常

二種類以上の神経細胞が一定の割合で存在します。ドパミンを供給する黒質はメラニン色素顆粒を持った神経細胞と非色素神経細胞の比率は五対一に保たれています。高齢になるほど両者とも減少しますが、健常脳ではその比率は同じに保たれています。一方、パーキンソン病では、両者の比率は一対一とバランスが崩れ、メラニン色素顆粒細胞の方が強く消失します。

大脳皮質表面積、コラム円柱の減少

健常脳においては大脳皮質の神経細胞数は部位によりますが、一般に減少するとされています。しかし皮質の厚さは減少せず、表面積の減少が起こります。大脳皮質のニューロンは水平方向の層構造（図3）を成していますが機能的には垂直方向、直列的に情報処理を行っています。これをコラム円柱、または機能円柱と称しています。皮質の厚さが不変で、表面積が減少するのはコラム円柱の数が減少することを意味します。これに反し、病気で大脳皮質が侵される場合は、六層構造の第二、三層などが一斉に脱落する結果、皮質が薄くなるとともにコラム円柱は直列的な情報処理ができなくなり、機能障害の程度は深刻になります。もう一つ、健常脳では樹状突起について脳表面を水平に走る樹状突起（図3）と皮質表面に向かって垂直に伸びる樹状突起を比べると、前者のほうが短縮しています。健常脳に起こる大脳表面積の減少は、これがもう一つの原因です。

老人斑、神経原線維変化の分布

健常脳でも加齢にしたがって老人斑、神経原線維変化がみられます。単位面積当たりの数をX軸に症例数を、Y軸にとってグラフを描くと、X＝０のところで、症例数が最も多く、X＞０では右肩下がりになり、統計学でいう、べき乗分布になります。べき乗分布は、XY軸のスケールとは独立した指数を持ち、同じ格好の分布曲線を示すので、「スケール不偏性」があるといいます。この性質からべき乗分布は問題となる二つの現象を比較し、現象の裏に潜む真理を炙り出せるので、自然現象から社会現象に至るまでの諸学問で汎用されています。

老人斑は健常脳では、大脳皮質にしか認められません。「**老年性**」**アルツハイマー認知症では、その分布は健常脳と同じですが、**「**若年性**」**アルツハイマー認知症**（**アルツハイマー病ともいいます**）**では大脳皮質、白質、小脳皮質や脳幹などに、広範囲に観察されます。その現れる順番は、大脳新皮質の連合野、次いで辺縁系、基底核、間脳、そして最後に小脳と脳幹です。**

健常脳における神経原線維変化は、移行嗅内皮質（図11、15）**に最初に観察され、以後加齢とともに増加**してゆきます。海馬内では、ＣＡ１～４間で複雑な分布を示します。一〇〇歳脳では、神経原線維変化がＣＡ２から嗅覚領皮質にかけてほとんどの細胞に出現しているのに、その他の大脳皮質には全く出現しない現象がみられました。研究の結果、これは一〇〇歳健常脳にみられる正常な老化現象と結論されました。

健常脳の大脳皮質での加齢性神経原線維変化は、一㎣に三～四個で、先に述べた海馬ほどの増加はありません。特に乳頭体、視床、淡蒼球、視床下核にみられることは極めて稀です。老年性アルツハイマー認知症でも、神経原線維変化の分布はほぼ同じです。一方、若年性アルツハイマー認知症では神経原線維変化は量的に多いだけでなく、その分布も広がり、視床の網様体核、髄板内核、正中核などにも出現します。また**若年性アルツハイマー認知症では、より高次の連合野、つまり発生が遅れ成熟が遅くなる部分ほど、神経原線維変化が多く分布し**、これを階層的分布といっています。

■若年性アルツハイマー認知症との違い

若年性アルツハイマー認知症（Alzheimer's Dementia ＡＤ）はアルツハイマー認知症のおよそ五％を占めます。**若年性アルツハイマー認知症と老年性アルツハイマー認知症（Senile Dementia Alzheimer's Type ＳＤＡＴ）は病理学的にも臨床的にも異なる病気です**。ただ、他の認知症を呈する病気と比べると、病因的には同一であることから、この本では一つの章にまとめています。また、現在、後述するようにヘルペスウイルス原因説が確かになりつつあり、予防や治療のためにはまとめておく方がよいともいえます。以下病理学的な所見と臨床所見でその違いを説明します。

年齢分布

若年性アルツハイマー認知症（ＡＤ）は五〇～六〇歳代に発症し、一方老年性アルツハイマー認知症（ＳＤＡＴ）は七〇歳以降に多くなり、八〇～九〇歳代にピークを迎えます。病気の始まる年齢をX軸に、発症人数をY軸にとった分布は「二峰性」を示すはずです。事実、「家族性」アルツハイマー認知症と「非家族性」アルツハイマー認知症の発症年齢の分布をみた報告では、七〇歳代で重複がみられますが、その分布は二峰性を示します。

病理所見の違い

七〇歳以降、一〇〇歳にも若年性アルツハイマー認知症（ＡＤ）相当の病理所見、つまりBraakの神経原線維変化分類でⅤ・Ⅵ相当の病像はみられます（図11）。この場合、老年性アルツハイマー認知症の「**アルツハイマー化　Alzhemerization**」といっています。なお、もう一つのアルツハイマー化とは、米国の国立衛生研究所（National Institute of Health ＮＩＨ）がアルツハイマー認知症研究に過分の研究費を配分し、他の分野への配分が少ないことへの批判の言葉にも使われています。

老年性アルツハイマー認知症（ＳＤＡＴ）では、内嗅領皮質から移行嗅内皮質にかけて病変があり、Braak分類ではⅢ・Ⅳにとどまります（図11）。**老人斑や神経原線維変化の分布は、健常**

脳のそれの延長線上にあります。一方、ＡＤでは、老人斑や神経原線維変化の分布は前頭葉、側頭葉にも及び、萎縮も強くなります。老年性変化としての老人斑や神経原線維変化の量的分布をみると、ＳＤＡＴでは大脳皮質のどの部位でもその年代における九五％値の一・五～二倍程度であるのに対し、ＡＤでは側頭葉で三～四倍、前頭葉や頭頂葉では六～一〇倍に達します。またＡＤでは小脳皮質にも老人斑がみられることが多いのですが、ＳＤＡＴでは稀です。神経原線維変化の量的分布も老人斑とほぼ同じ傾向を示します。老年性変化としてみると、**ＳＤＡＴでは老化のプロセスが加速されているようにみえるのに対し、ＡＤのそれは、単に加速されているのではなくて、生理的な老化とは別の一線を画する状態**にあると考えられます。

まとめますと病理所見では、両者の部位による差が歴然としているのは間違いありません。発生生物学では、トポバイオロジーといって、「**位置情報**」が胚発生の決定的要因となっていることを考えれば、前述の差異は、**病因が同一でも、無視できない**のは明らかです。

臨床症状の違い

臨床面では、老年性アルツハイマー認知症（ＳＤＡＴ）と比べると、若年性アルツハイマー認知症（ＡＤ）では初期の短期記憶障害はほぼ同じ程度です。しかし目立つのは、**言語障害、失行（食事や書字ができない）、注意力の低下、見当識障害**です。ＡＤは、何より一見して重

症感が著明で、苛酷な病気という感じが強いのです。最後に、ＡＤでは、失職するなど**社会的基盤が失われ**、病気への対処に加えて、心理的ストレスと経済的難問が患者さんに降りかかります。

コラム■ヘルペスウイルスは若年性と老年性アルツハイマー認知症を区別するのか？

後述するように「**アルツハイマー認知症はヘルペスウイルス感染症である**」**疑いが濃厚**になっています。若年性と老年性アルツハイマー認知症が異なる病像を呈する原因として、初感染年齢や感染回数の差、それにＨＳＶ-１ＤＮＡ・株の異同、宿主の免疫能の違いなどが考えられます。今後研究すべき課題と思います。

■遺伝子の関与と危険因子アポＥ４

アルツハイマー認知症には家族性のものと孤発性のものがあり、大部分は孤発性です。孤発性アルツハイマー認知症では遺伝子の関与は薄いとされています。オーストラリアの六五歳以上の一一三例の一卵性双生児と九六例の二卵性双生児、平均年齢七〇・五歳の研究では軽度認知障害（ＭＣＩ）は有意の差は認められませんでした。家族性アルツハイマー認知症では次に述べるアポＥの遺伝子多型が濃厚に関わっています。

現在知られている認知症の危険因子は、①動脈硬化の危険因子、つまり脂質異常、高血圧、糖尿病、肥満、全身性の炎症、高ホモシステイン血症、喫煙、②頭部外傷です。それらにも増して危険因子としてのデータが確かなのは、③アポリポ蛋白Eの遺伝子多型です。

アポリポ蛋白はコレステロールの輸送に関わっています。脳のコレステロールは全身のコレステロールのほぼ二三％を占め、脳では細胞膜とりわけ軸索の重要な構成成分となっています。脳のコレステロールは脳自身のオリゴデンドログリアなどグリア細胞により合成されます。アポリポ蛋白の一種、アポリポ蛋白E（アポE）は肝臓により全体の四分の三が合成され、抜群に高い脂質輸送機能を持っています。アポEはE2、E3、E4という三種類の遺伝子多型があり両親から一つずつ受け取る結果、三×二＝六通りの組み合わせがあります（アポE2、E3、アポE4遺伝子にそれぞれε2、ε3、ε4と名前をつけ、子どもは、ε2とε3、ε2とε4、ε4とε4…となり、計六通りになります）。この遺伝子多型の中では、アポE3がもっとも頻度が高く、標準的とされています。アポE4は、狩猟採集民族やその子孫に多く、感染症に対して免疫を増強しています。

脳内のコレステロール輸送はもっぱらアポEが担っていて、アポEはアストロサイトというグリア細胞の一種で合成されます。脳アストロサイトによるアポEの合成は、肝臓による合成の三分の一に相当する量にのぼります。アポE遺伝子多型を一般人での分布と家族性アルツハイマー認知症での分布で比べると、ε４**を多く持っていると認知症になりやすく、**ε２を多く持っているとなりにくいことがわかっています。アルツハイマー脳では、アポＥがアミロイドβを伴って血管周囲のアストロサイトに存在します。アポＥ２、３、４とアミロイドβとの親和性に違いがあるとみられますが、一致した実験結果が得られていません。

■病院と地域では異なる病態

一般に大学病院や都市の大病院には稀な病気や難病の人が紹介される傾向があり、地域の診療所や町の病院は、風邪ひきや胃腸炎など軽症の患者さんを診る傾向があります。認知症でも同様な傾向があり、同じアルツハイマー認知症でも病院やセンターには重症の人々が集まり、病理解剖でも重症者が多くなっています。反面、老人ホームに収容されている方々や、在宅医療を受けている方々は軽症のことが多いのです。

認知症の全体像を把握するためには、**地域や集団（コホート）をまるごと調査した統計が必要**です。このため、アルツハイマー協会や大学がプロジェクトとして、地域で協力してくれる人々を広く募り、また宗教団体に参加してもらい、**認知症が現れる前から、認知能検査を定期的に行い**ながら、追跡し、死後はブレインバンクに「**献脳**」していただくことを条件とした追跡研究を行うようになりました。またこの場合、認知能検査は学会などで決めた一定の様式に統一し、病理検査も神経病理学会が定めた一定の様式に統一するのが普通です。

コホート研究は一九八六年、米国ミネソタ大学のスノードン博士がノートルダム修道女六七八人の協力を得て実施した**ナンスタディ**が有名です。修道女は、入会する前の教育の記録があり、入会してからは厳格で禁欲的な**同一のライフスタイル、医療管理も同一**であり、コホート研究には理想的な対象です。危険因子の影響は従来の報告と同じですが、アポE4遺伝子多型が二つ重なっても発症しない例がみられる、入信時に書いた自伝を解析した言語能力が後年アルツハイマー認知症になるかならないかを予測するなど、生前の情報と病理所見の対比が医療者や一般の人たちの考え方にたいへんなインパクトを与えました。ナンスタディ以後、コホートのデータを従来の病院で得たデータと突きあわせる研究報告が続々現れています。ここではその一つを紹介します。

この研究報告は、①一九九四年に始まる米国シカゴ近郊のカトリック修道会の神父、Religious Orders Study（コホートＲＯＳ）、②一九九七年に始まった米国シカゴ、ラッシュ大学病院の記憶・加齢プロジェクト Rush Memory and Aging Project（コホートＲＭＡＰ）、③同大学のクリニックの患者 Clinical Core of the Rush Alzheimer's Disease Center（クリニックＣＣＲＡＤＣ）の統計を突きあわせたものです。大学病院やセンターだけでは得られない貴重な認知症の実態が把握できます。

表１　コホートとクリニックの統計

	ROS	RMAP	CCRADC
人数	386	195	392
死亡年齢	86.2 ± 7.0	88.0 ± 5.7	>78.6 ± 10.4
教育年数	17.9 ± 3.6	>14.7 ± 3.0	14.9 ± 12.2
MMSE	21.0 ± 9.1	21.9 ± 8.8	>7.3 ± 9.3
認知能正常者	32%	33%	>3.6%
MCI 軽度認知障害	23%	28%	>2.3%
剖検率	94%	83%	84%

コホート ROS：Religious Orders Study
コホート RMAP：Rush Memory and Aging Project
クリニック CCRADC：Clinical Core of the Rush Alzheimer's Disease Center

表２　病理所見

	ROS + RMAP	CCRADC
アルツハイマー認知症 AD	60.0%	82.4%
重度 NFT Ⅴ－Ⅵ＋SP 多数	17.2%	<59.2%
中等度 NFT Ⅲ－Ⅳ＋SP 中等度	42.6%	>23.2%
脳梗塞	34.6%	>16.8%
レビー小体病 LBD	18.6%	<25.2%
複数疾患	26.0%	29.6%
FTLD, CJD, PSP, CBD	0.5%	<8.9%

NFT：神経原線維変化
SP：老人斑
FTLD：前頭側頭葉変性症
CJD：クロイツフェルド・ヤコブ病
PSP：進行性核上麻痺
CBD：大脳基底核変性症

表1は、コホート研究に加入した時の認知能と追跡された加入者の死亡年齢など、表2は病理解剖所見を一覧したものです。コホートROSとコホートRMAPでは死亡年齢で僅かの差があり、ROSの教育年数が少し長くなっているほか、軽度認知障害（MCI）の頻度などには差がありません。この結果から、死後の病理所見では両者をプールしてクリニックCCRADCと比べています。クリニックCCRADCでは重症者が集まる結果、認知能検査、MMSEの得点が低く、認知能正常者、軽度認知障害MCIも少数、死亡年齢も若くなっています。

死後の病理検査では、当然のことながら、アルツハイマー認知症、それもBraakの神経原線維変化NFT分類でⅤ・Ⅵと重度の認知症がCCRADCで多く、一方、NFTⅢ・Ⅳの中等度の認知症はコホートの集団で多くみられました。ここで銘記すべき、もう一つのポイントは、コホート、つまり**一般の人々が八〇代後半まで生きるようになると、アルツハイマー認知症が六割と過半数を占める**成績です。如何にアルツハイマー認知症が長寿化する社会の大問題であるかを示しています。そのほかでは、脳梗塞がコホートで多く、クリニックCCRADCでレビー小体病と前頭側頭葉変性症が多いという結果でした。

コラム■なぜわれわれは老化するか

なぜわれわれは老化するかという命題は、学問上の主題であるばかりでなく今日社会が高齢化に伴う諸問題に直面し、それらに適切な対策を迫られるうえからも、国民が広く認識すべき事項といえます。他の学問と同様に、老化の研究でもヒトの老化のみでなく、**他の生き物の老化と比較**して研究をすることが大切です。加えてここで述べる老化の理論は、二〇世紀後半から始まった分子生物学の発展に多くを負っています。

比較老年学では、老化を「**働きの低下**」と捉え、あらゆる「**有性生殖をする種に共通してみられる現象**」として次の諸点を挙げています。

①すべての生物は老化し、固有の寿命がある。②自然選択圧（捕食や競争）は生殖の始まりに対して最高にかかる。なぜなら、種は子孫ができなければ、いくら長生きでも寿命が来て絶滅してしまうから。③自然選択圧に対抗して生殖期に生き物の働きも最高になる。④生殖期の後、生き物の働きの低下、すなわち老化が始まる。⑤生殖が一回のみの種に比べて、複数回生殖が起こる種はより長命である。⑥自然選択圧を軽減できる、つまり捕食者が近づきにくい絶壁に巣を作ったり、大きい身体で捕食されにくい、あるいは互いに協力して自分たちを保護している種や性はより長命である。⑦老化はすべての臓器に並行して起こる。

これら諸現象を説明する根拠として挙げられているのは、①生殖とは遺伝子・ＤＮＡの受け継ぎにほかならない。②われわれの身体を構成する物質は勝手な振る舞い（エントロピーの増大）をする性質がある。③生物はこの物質の勝手な振る舞いを克服するため、遺伝子の働きにより「代謝」つまり物質を絶えず交換することにより一定の秩序を保って生きている。④サイズの小さい種では代謝速度が速く短命である一方、大きい種では代謝速度が遅く長命である。⑤自然選択圧を軽減することが出来た種は、老化しにくい蛋白質を獲得している。⑥生殖期以降は自然選択が働かないことから、自然選択圧に対抗する遺伝子の働きも弱まる。⑦子どもが遺伝子を受け取る（受精）のは一回きりなので、生存に有利な遺伝子とともに、生殖後に発現する不都合な遺伝子も同時に受け継ぐ。⑧生殖期以降は遺伝子の働きの減弱により物質の勝手な振る舞いが顕わになり、不都合な遺伝子の発現も加わって老化が起こり、やがて死に至る。

以上のごとく、**「長い生物進化の歴史のなかで、ヒトの老化も決定されてきた」**というのが現在の老年学の結論です。

コラム■なぜ長寿は要介護問題を生むか

問題の根源は、**自然選択が生殖期までにしか働かない**ことにあります。例えば女性の初潮は、自然選択圧が最強にかかる結果、ほぼ一二〜一三歳と一定ですが、長寿は専ら思春期以降の生存期間の延長として起こります。思春期以降は自然選択圧が弱まってエントロピー増大が起こり、また自然選択を免れた**不都合な遺伝子**が発現してしまい、機能の低下つまり老化が進行します。もう一つの問題の根源は、老化はすべての臓器に起こり、病気も臓器を選ばず同時**並行的に生じることです。長い要介護期間をもたらす最大の元凶は脳や骨関節の病気**ですが、これらは**長寿のやむを得ない副産物**であると認識することが、要介護対策の出発点になります。

■認知の予備能 Cognitive reserve

認知の予備能 Cognitive reserve とは、元来、高い教育レベルや芸術など、知的・創造的活動に従事してきたとか、スポーツなど身体をよく動かしていた人がアルツハイマー認知症に罹ったとき、病理学的進行度に比べて、症状は軽かったという経験的な事実を指していました。このように病理学的変化があっても、生前、症状が全くなかった人がいる一方、病理学的変化を示す人について、生前アルツハイマー認知症という診断はなかったが、詳細に知能検査が行われてあった場合、やはり軽度ながら症状が存在し、環境に恵まれていたので日常生活には差し支えなかったという例も見つかるようになりました。

ここでは Cognitive reserve を認知の予備能と訳しましたが、現在、この概念は拡張され、環境に適応する脳本来の能力（可塑性）の所以、なぜ加齢で知的能力が低下するのか、知的能力を維持する方法はあるのかというより根本的なテーマになっています。つまり「**アルツハイマー認知症という病気の場を借りて脳を研究する**」視点に立つとともに、「アルツハイマー認知症の発症を遅らせる、この病気に対して抵抗性を持たせる方法はないか」という現実的要請にも応える概念になっています。

人間の認知能力を具現するシステムは、第一章第二節認知症の進化説の中の「側頭葉内側・辺縁系から始まる病変」（53頁）で説明しました。中でもここで問題になるのは、神経の可塑性を担う樹状突起・シナプスとそれがなすネットワーク、海馬歯状核での神経細胞の新生、軸索輸送、免疫、酸化ストレス、代謝などです。

これまでの研究によると、認知の予備能がある人では、脳の萎縮が軽度、内嗅領皮質、海馬の大きさや神経細胞が保たれている、樹状突起の減少が少ないなどとなっています。**認知の予備能を実現する方法は、脳の成長のときと同じく刺激や学習、教育、運動、頭を使う、興味を持ち続ける、話し相手を持つ**ことなどになります。

■超高齢者における認知症

九〇歳以上の高齢者を超高齢者といいます。世界全体が長寿化するなか、超高齢者の人口はどこの国でも急速に増えつつあります。米国では二〇一〇年に高齢者の四・七％を占めていましたが、二〇五〇年には九・九%に増える見込みです。日本では、二〇一六年と二〇四〇年にそれぞれ、四・八%、一三・六%で、米国を追い越すのは間違いありません。超高齢者の認知症の頻度、その病因は長寿社会の行く末を占う見地からたいへん重要な問題です。**超高齢者の認知症、その危険因子、病因は、高齢者のそれとは様相が異なる**ことが判明しています。

ここでは超高齢者のコホート研究（地域まるごとの調査追跡研究）として二〇〇三年から米国カリフォルニア州オレンジ郡にある引退した人たちの施設「レジャーワールド」で行われている超高齢者「九〇＋研究」を紹介します。対象者は白人、女性が多く、教育年数が長い特徴があります。経済面では、二〇〇六〜二〇〇八年で平均年収一万四七六〇ドル（一六二万円相当）、全体のうち一四・五%は貧困層に属します。全員、死後の病理解剖に同意しており、剖検数は四五六人です。

六五歳以降、新しく認知症に罹る確率は指数関数で増加し、男女で差がなく、九〇〜九四歳で一三%、九五〜九九歳で二一%、百寿者で四一%と五・五年おきに倍増しています。九〇歳以上では、男女差が認められ、男性で二八%、女性は四五%となっています。認知症の危険因子は、加齢が最も大きいのですが、その他の危険因子は八五〜九〇歳までとは違った様相を呈します。すなわち、アポEと高血圧はさほど認知症の危険因子ではありませんでした。

高血圧が危険因子でない事実は、超高齢者では、降圧療法を行うとかえって、脳の血流が減るリスクが増えることを意味します。また超高齢者では薬物の副作用が出やすいため、減薬が望まれます。

このコホート研究は認知能検査がたいへん充実していて、ＭＭＳＥや時計を描くテストに始まる一〇項目で行われ、かつ難聴や視覚障害、高齢者フレイル（筋力低下などから日常生活に困難を覚えている状態）の影響が少なくなるような配慮がなされています。（対象人数＝六四九人）

認知症の病因を巡っては、①生前診断ではアルツハイマー認知症（ＳＤＡＴ）が六一％と最も多く、剖検でも五四％にのぼりました。しかし認知症を示さなかった群・nonDem でも、老人斑や神経原線維変化など老年性変化が多くみられました。剖検例のＳＤＡＴと nonDem につき、平均七五歳から一〇〇歳弱（Ｘ軸）まで、老人斑と神経原線維変化のパーセント（Ｙ軸）を海馬と新皮質についてプロットしますと、

①－１　海馬では、アルツハイマー認知症（ＳＤＡＴ）で中ぐらいのレベルから老人斑は減っていく、神経原線維変化は高止まりし、一方、認知症を示さなかった群・nonDem では老人斑、神経原線維変化ともに低いレベルから中・高のレベルまで増加する。

①－２　新皮質では、アルツハイマー認知症（ＳＤＡＴ）で老人斑は中高のレベルからやや

減少傾向、神経原線維変化は中レベルから減少、認知症を示さなかった群nonDemでは老人斑は低いレベルから中程度まで増加、一方、神経原線維変化は低いレベルにとどまっていました。

これらの所見は、先にアルツハイマー認知症と健常脳の加齢性変化で述べた所見と同じです。

②血管障害は超高齢者に多くみられますが、その内訳は、ラクナ梗塞と小梗塞が多く、大きい血管が詰まって起こる中以上の梗塞は少なくなっていました（血管性認知症189頁参照）。小梗塞は通常の画像検査では判定が困難です。小梗塞は認知症の原因であるのにも拘らず、剖検しないとわからないことが判明しました。

③血管性認知症の次に多かったのは海馬硬化症HS-Ageing（海馬硬化症による認知症167頁参照）でした。

④レビー小体病、前頭側頭葉変性症は比較的少なく、前者は一〇％以下の頻度でした。皮質基底核変性症、パーキンソン病は一％以下でした。

⑤アルツハイマー認知症、血管性認知症、海馬硬化症など複数の病気が並存する多病が、超高齢者の認知症病理所見の特徴でした。

⑥認知症を生前に呈していても、さしたる責任病変・神経原線維変化などがみられない群が

二二％にのぼりました。樹状突起やシナプスの萎縮、消失などが原因として考えられます。

⑦他方、アルツハイマー認知症の病変が存在するのにも拘らず、生前認知症を呈しない超高齢者が存在し、病気に対して抵抗性がある、つまり、認知の予備能 Cognitive Reserve をうかがわせる現象がみられました。

なお、オーストリアの病院を基とした超高齢者を含む剖検シリーズでは、アルツハイマー認知症、レビー小体病は加齢で同じレベルにとどまる。混合性認知症と血管障害を伴うアルツハイマー認知症、アミロイド血管症が加齢で増加するとなっていて、多少の異同がみられます。

九〇歳以上の超高齢者についてまとめると、八九歳までの高齢者と比べて危険因子アポEと高血圧の影響が少ない、海馬硬化症が多い、パーキンソン病が少ない、大きな脳梗塞が少ない点が異なります。一方変わらない点は、アルツハイマー認知症が依然として多い、脳梗塞、レビー小体病などを含めた複数の認知症を起こす疾患を含む多病が同じことが挙げられます。さらに大事なことは「百寿者は、九〇＋の超高齢者がたまたま生き延びただけに過ぎず、とくに選ばれた人々ではない」ことになります。

表3　コホート研究における認知症の頻度の動向

コホート	年齢	追跡年度	認知症　発症率	%増減
米国フラミンガム研究 Framingham Study	＞＝ 60	1975-2010+	3.6% → 2.8% → 2.2% → 2.0%	-44%
米国長期ケア研究 NLTCS	＞ 60	1982-1999	5.7% → 2.9%	-49%
米国退職年金基金研究 US HRS	＞＝ 65	1993-2002	12.2% → 8.7%	-30%
米国シカゴ健康加齢プロジェクト CHAP	＞＝ 65	1997-2008	---	不変
米国アインシュタイン加齢縦断研究 EAS	＞＝ 70	1993-2015	5.1% → 3.1% → 1.7% → 0.23%	-95%
米国アフロアメリカン研究	＞＝ 65	1992-2001	6.8% → 7.5%	ns
米国モノンガヘラ研究 MVIES MYHAT	平均 76	1987-2017+	6.6% → 3.9%	-41%
米国ロチェスター疫学プロジェクト REP	＞＝ 65	1992-2001	6.8% → 7.5%	+10%
カナダオンタリオ州研究	＞＝ 65、80+	2002-2013	---	不変
オランダロッテルダム研究	＞ 55	1990-2000	6.56/ 千人 / 年→ 4.92/ 千人 / 年	-25%
オランダアムステルダム研究 LASA	＞＝ 65	1992-2016	2.5% → 5.4%	+53%
スウェーデンストックホルム KP SNACK-K	＞ 75	1987-2001	17.5% → 17.9%	+0.01%
英国加齢縦断研究 ELSA	＞＝ 50	2002-2006	-2.7%/ 年	-30%
英国ケンブリッジ州など MRS CFAS	＞＝ 65	1989-2008	8.3% → 6.5%	-27%
日本福岡県久山町研究	＞ 65	1985-2008	6.0% → 4.4% → 5.3% → 8.3%	+38%

■欧米ではコホート研究で認知症は減る兆候がある

増加する認知症に直面する各国のアルツハイマー協会や認知症家族の会などから、政府に有効な認知症対策を求める声が強くなっています。政策策定の上からも、直近までの認知症の頻度の正確な把握が求められます。それにはコホート研究が望ましいのですが、診断法の統一、住民の同意、予算措置など、その立ち上げと維持にはマンパワー、コストと時間がかかり、コホート研究の数は限られてきました。コホート研究を除くこれまでの論文では、認知症の頻度は不変である、ないしは増加している報告が多数を占めていました。

一方、表3にみるごとく二〇世紀末から今世紀初頭にかけての米国、英国、カナダ、オランダ、スウェーデン、日本の十五のコホート研究のうち八つは**二五%から九五%までの大きな減少率**を示しています。年代別でみると各年代とも減少がみられ、特定の年代だけの減少はみられませんでした。認知症をきたすリスクについて分析すると、**教育年数の増加**（認知の予備能の増加）、好ましいライフスタイルの増加、高血圧合併症と脳血管障害の減少などが因子として挙げられています。このコホート研究は、死亡統計など、より大きな母集団でみた結果とは異なっています。この原因は不明ですが、コホート研究は新しく認知症になった人を対象としているので、認知症で死亡した人の統計に比べて変動を先取りしているのかもしれません。

なお、このコホート研究の結果に限って言い加えると、次章で述べるごとく「**アルツハイ**

マー認知症はヘルペスウイルス感染症である疑いが濃厚になっており、**抗体陽性率でみた初感染が先進国では高年齢へシフトしており、実際、米国疾病予防センターCDC、1999-2016年の統計では人種間に差はあるものの、ヘルペスウイルスHSV-1、HSV-2感染率が一貫して減少しつつある事実が、このコホート研究での減少の真の原因**である可能性が否定できません。この問題は今後の研究で検証されるべきと考えます。

コラム■スーパーノーマル・センテナリアン

認知症が認められず、老年性変化や梗塞がほとんどない一〇〇歳脳をスーパーノーマル・センテナリアンといいます。歳をとれば認知症になると思っている大方の人たちにとっては、スーパーノーマル一〇〇歳は希望の星のようなものでしょう。元東京都老人総合研究所神経病理部長水谷俊雄先生（一九四八〜二〇一八）が東京都老人医療センター（現健康長寿医療センター）で調べた一〇〇歳代一九人中三例がこれに該当しています。そのうちの一例を紹介します。

この一〇六歳のＭさんは菊池寛の高弟の一人で、自身の父とともにわが国最初の百科事典の編纂に携わった人です。七五歳のとき、妻を失ってから無為に過ごしていましたが、九八歳のときに書いた本がベストセラーとなり、その後、数冊を物にしました。テレビにも出演するようになり、一躍マスコミの寵児となったのです。しかも夏目漱石、芥川龍之介、野上弥生子など、みな友人、知人であり、そのため現代の国文学研究者が彼のもとに日参するような盛況ぶりでした。彼はまさに生きた国文学史だったのです。

一〇四歳ごろから尿失禁が出現し、ホームヘルパーの訪問を受けていましたが、転倒を機に東京都老人医療センターに入院しました。他の能力に比べてやや記銘力の低下が認められ、話題を急に変えたり、好きな話題を繰り返したり、興味のないことはやろうとしなかったり、などはありましたが、知的レベルは非常に高く、孫のような主治医を相手に、話題は高尚なものから果ては通俗的なものまで自由自在で尽きることがありませんでした。退院後は特別養護ホームに入寮していましたが、次第に気力が低下し、傾眠傾向や脱水が認められたため再入院しましたが、薬石効なく永眠されました。

このようにもともと知的レベルが非常に高く、彼をもって一〇〇歳代の平均とするわけにはできませんが、脳に生じるあらゆる形態学的変化が最小限である場合には、その知的レベルを最後まで維持することができる例証になります。

この原稿を書いているうちに、私が寄稿している「かまくら春秋」という月刊誌を見たら、一〇五歳になる現役の女性写真家Sさんとかまくら春秋社代表の伊藤玄二郎氏による「私のモディリアーニ」と題した対談が出ていたので、ここに記しておきます。長寿の秘訣は、次の三つである。すなわち、①毎日赤ワイン（ポリフェノールという抗酸化物質があり、長寿との関係が報告されている）を飲む。②過去を決して振り返らない。③やることがあり、それに向かって、少し無理をしても実現しようとする意欲が大切、と紹介されています。Sさんは、昭和三五年の三井三池争議の取材、安保改定の強行採決に対する激しいデモの中で、東京大学の学生、樺美智子さんが警察との衝突の中で亡くなった現場を取材した経歴をお持ちの方です。Sさんはそのとき白装束に身を固めるような気持ちで現場に向かったと述懐されています。Sさんは一〇四歳のとき、初恋のときに感銘を受けた二五〇枚の絵「MODIGLIANI」画集を復刻されました。前述のMさんと並んで希望の星の実例として紹介しました。

四　アルツハイマー認知症のヘルペスウイルス原因説

■ヘルペスウイルスによる辺縁系脳炎

次にアルツハイマー認知症がウイルス感染によって起こるのではないかという学説の根拠の

一つとなった、単純ヘルペスウイルスHSV-1による脳炎の二症例を紹介します。

【症例】単純ヘルペスウイルスHSV-1脳炎　第一例

八七歳　男性

一五年前から間質性肺炎で副腎皮質ステロイド（プレドニゾロン四㎎／日）の処方を受けていた。二ヶ月前から受診せず、薬切れとなる。三週後受診。右下肺野の細菌性肺炎を認め、抗生剤処方。ステロイドは再開せず。翌日から呼吸困難を生じ、入院。細菌感染と間質性肺炎の増悪の診断で抗生剤点滴とステロイド（プレドニン一〇〇〇㎎／日、三日間、その後三〇㎎／日へ減量）投与。一旦解熱したが、二六病日より三八度までの発熱、傾眠傾向。肺アスペルギルス症を考慮し、抗真菌薬投与。真菌反応は陰性化す。徐々に意識レベルが低下し、右共同偏視（両眼が同じ右方向へ向く）と顔面けいれんを認めた。ヘルペス脳炎を含む中枢神経系の感染を疑い、三一病日に髄液を採取、脳MRIでは側頭葉内側・辺縁系に異常を認めた。抗ヘルペスウイルス薬アシクロビルACV一五〇〇㎎／日と抗けいれん薬を開始した。脳波では、けいれん波はなかったが、覚醒していることを示す脳波所見がなかった。三四病日、三日前に採取した髄液から単純ヘルペスウイルスHSV-1を検出し、単純ヘルペス脳炎と診断。アシクロビルACV継続、解熱傾向だったが、意識障害は不変。昏睡状態が続き、三六病日に血圧低下、徐脈を来し、死亡した。

神経病理診断：単純ヘルペスウイルスＨＳＶ-１辺縁系脳炎、髄膜炎

脳重一二三四g。辺縁系を中心とする大脳の皮質優位の出血性壊死と髄膜の炎症がある。神経細胞、グリア細胞は単純ヘルペスウイルスＨＳＶ-１抗体が陽性。脳幹ではアストログリア（グリア細胞の一種）が増殖し、神経細胞核はＨＳＶ-１陽性だった。抗ウイルス薬投与のため、単純ヘルペスウイルスＨＳＶ-１核内封入体は少数のみ認めた。

【症例】ヘルペスウイルスＨＳＶ-１による辺縁系脳炎　第二例（米国メイヨクリニック）

七〇歳　女性

多発性骨髄腫の既往歴がある。発熱、嗜眠傾向、全身の筋緊張亢進で来院した。ＭＲＩ前額断面画像（図16）は左側に強い海馬と島回の浮腫を示し、髄液のＨＳＶ－１のＰＣＲ（微量のＤＮＡを増幅して検出する）は、最初は陰性であったが後に陽性化した。ＨＳＶ－１による辺縁系脳炎を疑い、アシクロビルで治療したが、不幸にして患者は死亡した。

図 16　脳 MRI の前額断面像

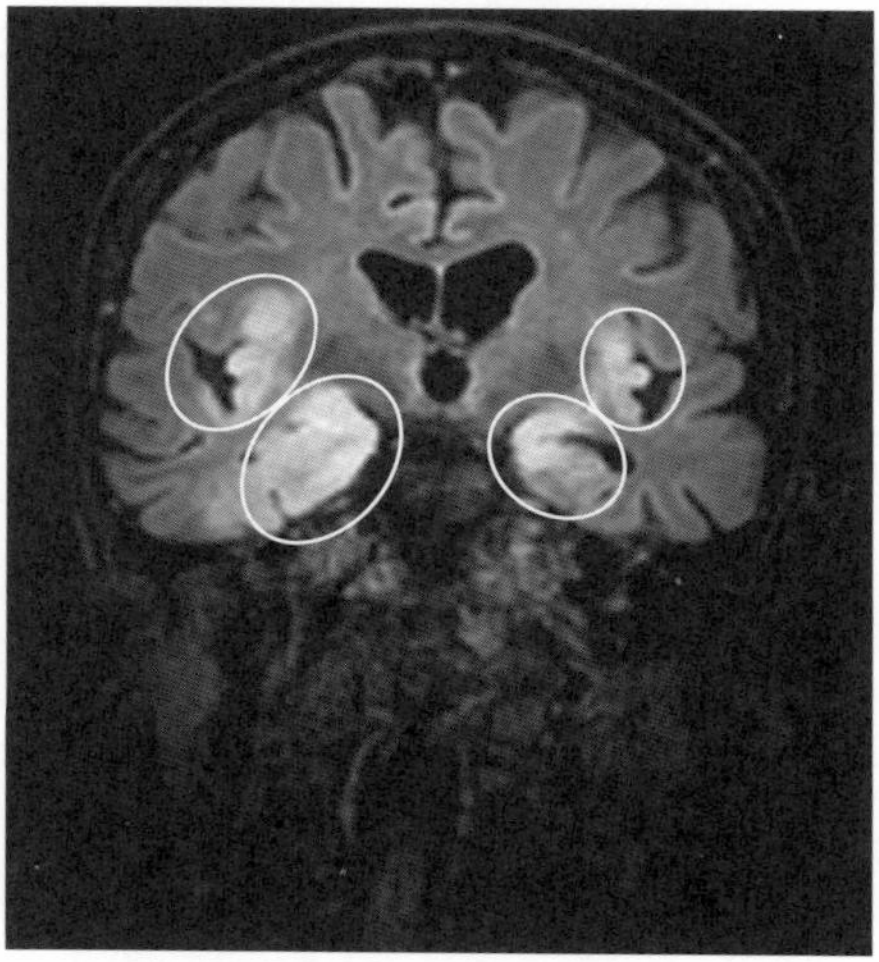

脳下部に強く白く映っているのが海馬である。その上方の白い部分が島回。島回より上が前頭葉、島回より下が側頭葉。中央の左右三角形の黒い部分は側脳室。（Sokolov AA, Reincke M, Mayo Clin Proc. 2012, 87: e69. より）

■認知症研究におけるブレークスルー「ヘルペスウイルス原因説」

アルツハイマー認知症のヘルペスウイルス原因説

前節では、単純（口唇）ヘルペスウイルスＨＳＶ-1が、アルツハイマー認知症の病変が起こってくる側頭葉内側・辺縁系に脳炎を起こしてくる例を提示しました。このヘルペスウイルスが側頭葉内側・辺縁系を好む事実に着目して、一九八二年カナダの神経病理学者ボール

図17　ヘルペスウイルス感染症

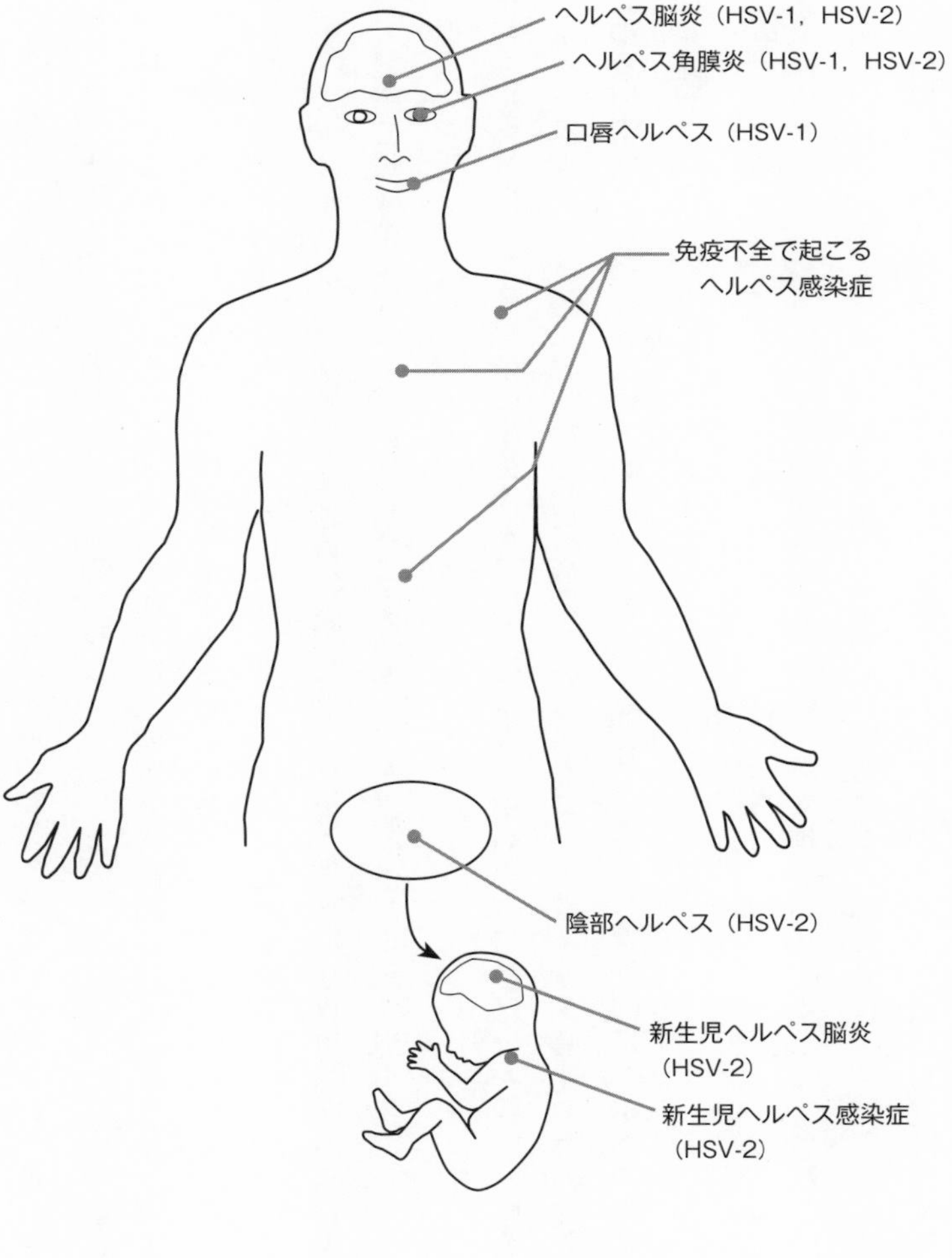

Whitley RJ Lancet 2001, 357: 1513-1518 より改変

は、「アルツハイマー認知症はヘルペスウイルス感染症の結果ではないか」という仮説を立てます。彼が根拠とした事実と推論は次の通りです。

①**三叉神経が支配する脳底部、前・中部の頭蓋窩**（頭蓋骨底部のくぼみ）とアルツハイマー認知症が起こってくる**側頭葉内側辺縁系が近接**している。

②ヘルペスウイルス（単純ヘルペス、帯状疱疹ウイルス）は**辺縁系脳炎**を起こす。

③ヘルペスウイルスが**三叉神経節（さらに脳幹にある三叉神経核、青斑核から移行嗅内皮質）経由で辺縁系に侵入し、炎症を起こす**結果、アルツハイマー認知症を起こしてくるのではないか。

④単純ヘルペスウイルス感染は生後徐々に増えてゆき、**中高年者ではほぼ一〇〇%感染**を経験する。アルツハイマー認知症の初期病変である**アミロイドβ・リン酸化タウの沈着は、高齢者健常脳にもみられ**（健常脳老化の形態学66頁）、**これも普遍的にヘルペスウイルス感染が軽く起こったため**として説明ができる。

ボールは、多数の剖検例の三叉神経節を調べ、**三叉神経節にヘルペスウイルスが潜んでいる**こと、炎症のサインであるリンパ球が浸潤しているが、三叉神経知覚線維は障害されていないことを明らかにします。彼は三叉神経節内に浸潤しているリンパ球に潜伏しているウイルスが活性化、**口唇ヘルペス感染が起こる度に、辺縁系の方向にもウイルスが伝染し、慢性反復性に**

辺縁系脳炎を起こす結果、アルツハイマー認知症が起こるという、「**アルツハイマー認知症ヘルペスウイルス原因説**」を唱えます。

■単純ヘルペスウイルス感染症

ここで日常見かける単純ヘルペス感染症について説明しておきます。

単純ヘルペスには**1型**（ＨＳＶ-１）**と2型**（ＨＳＶ-２）があります。１型は口唇、顔面など上半身に、２型は性器を中心とする下半身に主に発症します（図17）。「ヘルペス」という呼称は、ギリシャ語で「這う」を意味し、一九八二年米国のタイム誌が、マーガレット・ミッチェルの小説「風とともに去りぬ」の女主人公スカーレット・オハラの書いた「現代のラブレター」として紹介したことから、一躍世界中に広まりました。以前はほとんどの人が乳幼児期に周囲の人々との接触によりＨＳＶ-１に感染して抗体を持っていましたが、衛生状態の改善や核家族化、教育年数の増加などの影響で、今日では二〇～三〇代でも半数ぐらいの人しか抗体を持っていません。免疫グロブリン IgG*でみたＨＳＶ-１**抗体陽性率は年々下がる**傾向にあり、日本では二〇〇二年の久山町調査によると五〇歳での抗体陽性率は男六〇％、女七〇％となっています。諸外国をみると、世界保健機関ＷＨＯおよび米国疾病予防センターＣＤＣからは五〇歳の時点で、それぞれ六七％、五〇％の人が感染を経験していると報告されています。

また米国内では感染率の低い州で男四五％、女三九％、スウェーデン、フランスおよび台湾では、各々男女合わせて八四％、六六％、九〇％以上、アフリカでは男女とも八七％で、地域、国で差が認められ、男女差はないとあるという報告があります。

*免疫グロブリンIgGはその人が生まれてからヘルペス感染があったかどうかを示します。一方、後の節のヘルペス感染とアルツハイマー認知症発症との関係をみる研究では、ヘルペス感染の度に免疫グロブリンIgMが増加するのを利用して、最近起こった感染を特定しています。

乳幼児期の初感染は症状がないか、あっても軽いのに対し、大人の初感染は症状が重くなりがちです。なお、ＨＳＶ-1に対する抗体を持っているとＨＳＶ-1だけではなくＨＳＶ-2にも感染しにくく、発症しても軽症ですみます。米国やヨーロッパ諸国では性感染症としてＨＳＶ-2だけでなくＨＳＶ-1も拡散し、ＨＳＶ-2感染が繰り返しやすいこととあいまって問題となっています。

乳幼児期のＨＳＶ-1の初感染は、ヘルペス口内炎などで現れることもありますが、たいていは症状が出ません。初感染の後、ウイルスは**三叉神経節に潜伏し、何らかのきっかけで活性化して口唇ヘルペスなどとして再発**します。初感染で口唇ヘルペスのこともありますが、日常みられるのはほとんどが再発型です。感冒や疲労、紫外線、胃腸炎、外傷、ストレス、高齢、抗がん剤、副腎皮質ホルモン、免疫抑制薬など、身体の抵抗力や免疫機能の低下が再発の誘因となります。

他人との接触、自分自身の患部からも感染する可能性があります。症状が出ている時期はウイルスを大量に排泄しています。この時期に患者に接触した人で単純ヘルペスウイルス抗体を持っていない人や、持っていても抵抗力が落ちている人は感染する率が高くなります。感染した場合、接触した日から三〜七日目に発症することが多く、例えば口唇ヘルペスの大人が乳幼児にキスすることによって発症する乳幼児ヘルペス口内炎や口唇ヘルペスが挙げられます。これは自分自身の患部に触れて他の部位に感染する場合にも当てはまり、患部に指で触れた場合、きちんと手洗いをしなければ、数時間は感染する可能性があります。なお、アトピー性皮膚炎の人では皮膚のバリア機能が低下しているので、皮膚から感染してひどい症状が出るので注意します。

前駆期は、皮膚にピリピリ、チクチク、ムズムズなどの熱感、違和感、痒み、痛みを感じます。再発を繰り返す人は自分でわかるようです。前駆期を過ぎると半日以内に赤く腫れてきます。この時期では患部でのウイルスの増殖が活発なので、このような早い時期にアシクロビル服用を始めることが大切です。二〜三日後に赤く腫れた上に水疱ができます。この中にはウイルスがたくさん存在します。水疱は初感染では大きく、再発を繰り返すと小さくなっていきます。水疱が破れて湿っぽくなった患部に触ると感染します。

口紅などが合わなくてできる水疱は口唇全体にできるのに対し、口唇ヘルペスでは一ヶ所にできるのが普通です。かさぶたができて治っていきます。単純ヘルペスは皮膚に痕を残さないのが特徴ですが、体の抵抗力が低下している人では、瘢痕が残ることもあります。症状は二週間ほどでおさまります。

■ヘルペスウイルスについて

ヘルペスウイルスの分布や進化の歴史をみますと、ヘルペスウイルスは魚類から哺乳類に至る脊椎動物に広く分布しています。宿主を住処《すみか》とし、宿主と共に進化し、分岐を示す系統樹は、新世界サル（南米に住むサル）が分岐した四四二〇万年前まで遡れます。ヘルペスウイルスは八種類あり、HSV-1、HSV-2のほか、水痘・帯状疱疹ウイルス（VZV、HHV-3）、エプスタイン-バーウイルス（HHV-4）、サイトメガロウイルスCMV（HHV-5）、HHV-6、HHV-7、HHV-8があります。サイトメガロウイルスは動脈硬化の粥腫（コレステロールが蓄積している）に存在し、動脈硬化が炎症や免疫の性格を持つことを示唆します。HSV-1は二〇〇〇万年前、対面コミュニケーションをする類人猿から分岐し、その後HSV-1、HSV-2は他のヘルペスウイルスから一六〇〇万年前に分岐しています。ヘルペス

図 18　ヘルペスウイルス模式図

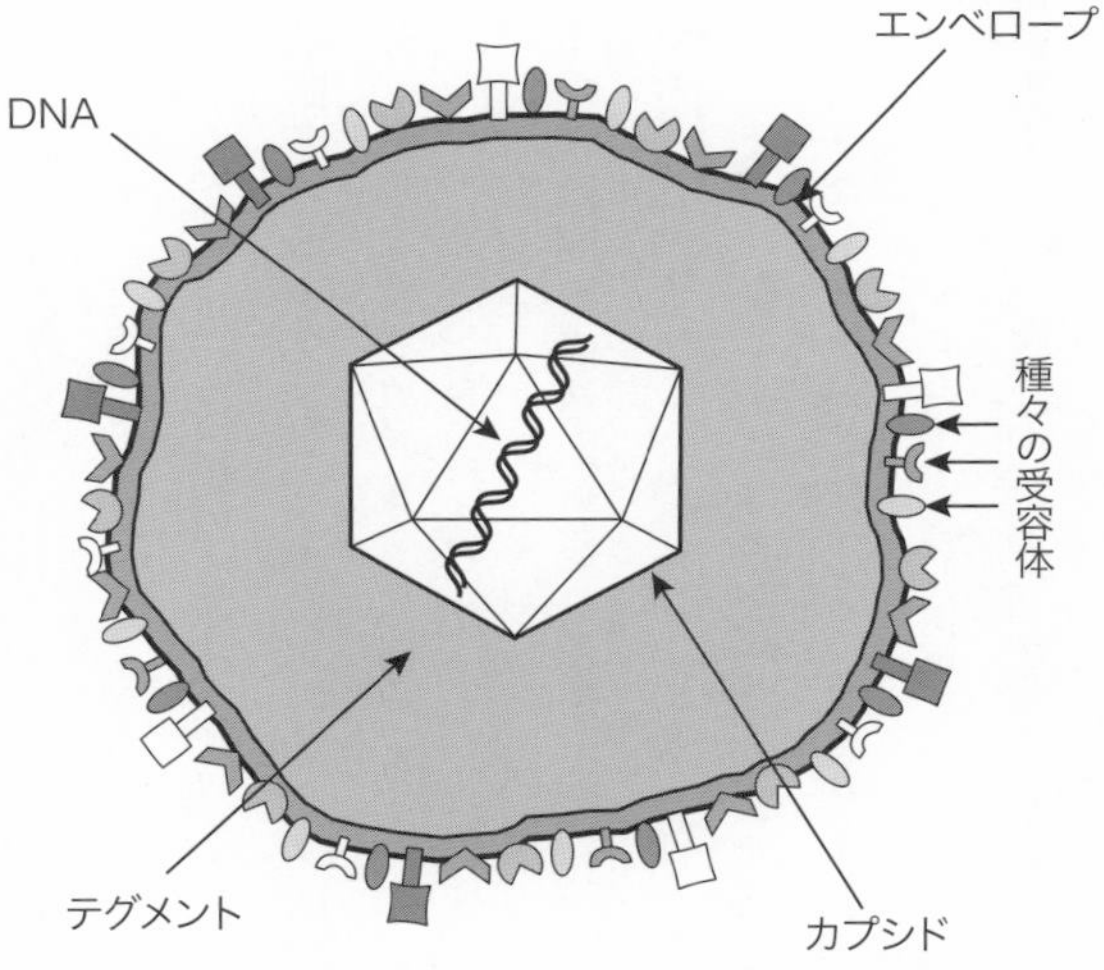

（Heming JD et al. Adv Anot Embryol Cell Biol. 2017, 223: 119-142 より改変）

図 20　HSV カプシドクライオ電顕像

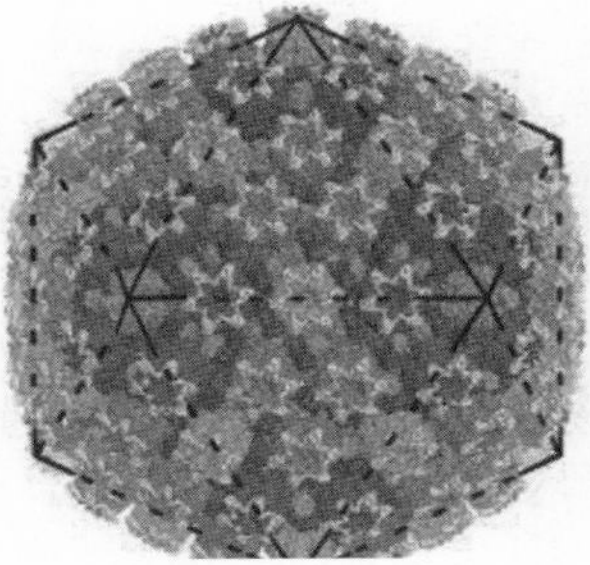

（Yuan S, et al. Science 2018, 360: eaao7283.）

図 19　帯状疱疹ウイルス電顕像

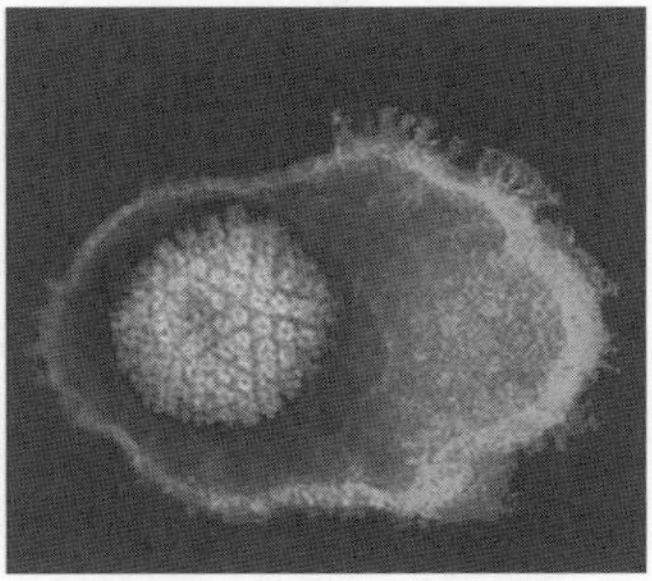

（http://bacvirpara.blogspot.com/2011/07/varicella-zoster-virus-chicken-pox.html より）

ウイルスのうちＨＨＶ-６Ｂは突発性発疹を起こし、脳の嗅球に潜伏し、うつや双極性障害では、その活性化を窺わせる抗体価の上昇がみられ、発病の増悪因子となる可能性が指摘されています。また唾液中にはＨＨＶ-６およびＨＨＶ-７が分泌され、その濃度は健常者と慢性疲労症候群の鑑別に有用とされています。

ＨＳＶ-１は、八七種類の蛋白質をコードしているＤＮＡウイルスの一種です。蛋白質に転写、翻訳されるエクソン（蛋白質のアミノ酸配列を決めるＤＮＡのＣＴＡＧ塩基配列）の種類により、多様な変異ウイルスを生みます（インフルエンザウイルスのＡ型Ｈ１Ｎ１・Ｈ３Ｎ３変異ウイルスのごとく）。

ウイルスは四層構造から成ります（図18、19）。いちばん外側に糖蛋白質から成る二重層の膜があり、これをエンベロープといいます。エンベロープには**いろいろな受容体が膜を貫通して存在します。ウイルスはエンベロープの糖蛋白を介して他人の皮膚に接着し、皮膚の細胞内にはエンベロープが剝がれ**、第二層のゼリー状のテグメントが剝き出しになった状態で侵入します。皮膚細胞やニューロンに侵入した後、**エンベロープは細胞質から再び供給されて第三層を覆います**。第三層は正二十面体構造を示し、カプシドと呼ばれ（図20）、ウイルスの中心、第四層ＤＮＡを覆います。エンベロープとテグメントを被ったカプシドは微小管を経由する**逆行軸索輸送**によりニューロンの核に到達し、ＤＮＡを核内に注入します。**核内で増殖したウイ**

ルスＤＮＡはカプシドとして核外に放出され、テグメント次いでエンベロープを被り、**順行軸索輸送により、ニューロンのシナプスに達し、シナプス間隙に放出され、隣り合ったニューロンに感染**します（軸索輸送109頁参照）。

■単純ヘルペスウイルスがアルツハイマー認知症を起こす機序

ここから単純ヘルペスウイルスとアルツハイマー認知症の関係について、米国の神経病理学者ベアラーの総説を主に引用しながら説明します。

三叉神経節の神経細胞・ニューロンは双方向性があります。つまり二本の軸索が神経細胞から出て、**一つは皮膚へ、もう一つは脳の方へ向かう**勘定になります。三叉神経「節」のニューロンは脳幹にある三叉神経「核」に到達し、三叉神経「核」からは二次ニューロンが視床を経て、**「側頭葉内側辺縁系・内嗅領皮質」と「大脳の体性感覚野」に達します**。

前述のごとく、ＨＳＶ-１、ＨＳＶ-２ともに**知覚神経に親和性**があり、ＨＳＶ-１は、①口唇、眼、顔面から三叉神経節に、②鼻粘膜から**嗅球**（三叉神経節と同じ嗅覚の神経節）に、③ＨＳＶ-２は**会陰部の皮膚から仙骨神経節**に感染します。ウイルスは知覚神経に侵入すると神経細胞の軸索を遡って神経節に到達し（逆行）、細胞内に潜伏したり、あるいは「ＤＮＡ複製」つまり増殖をします。新しく生まれたウイルスは、今度はもと来た方の皮膚へ向かって軸索上を移動し（順行）、皮膚に水疱や潰瘍を作ります。ウイルスは一生、神経節の神経細胞内に棲み続け、無症状のこともあれば、発疹を一年に一回程度の頻度で起こすこともあります。

アルツハイマー認知症ヘルペスウイルス原因説では、これまで四つの問題点が指摘されてきました。①ウイルスＤＮＡが果たして脳に存在するのか？　②無症状でもウイルスの増殖が脳内で起こるのか？　③増殖が起こるとして、悪影響があるのか？　④ウイルスがアルツハイマー認知症の原因とした場合、コッホの感染症の三原則（後述）が満足されるのか？

①ウイルスＤＮＡが果たして脳に存在するのか？は、感度の高いＰＣＲ法（Polymerase Chain Reaction ごく微量のＤＮＡを増幅して検出する方法、一九八三年開発される）を用いると**ヘルペスウイルスＤＮＡは、無症状でも脳、髄液、唾液、涙液に検出**され、答えは「然り」です。②無症状でもウイルスの増殖は起こるか、③その増殖は悪影響をもたらすのかについては、**新生児ヘルペスウイルス脳炎の知見**から解答が得られます。解答は、**無症状でもウイルスの増殖は持続**している。また**増殖が起こると悪影響を後にもたらす**というものです。④ヘルペス原因説がコッホの三原則を満足する点については、これからの記述を読んで下されば納得されるでしょう。

■新生児ヘルペスウイルス脳炎

新生児ヘルペス感染症は、主に産道を胎児が通過する時に感染が起こり（図17）、起炎菌は主にHSV‐2です。HSV‐2が起こす新生児ヘルペス「脳炎」は死亡率が甚だ高い病気でした。一九八〇年代ゲルトルード・エリオン（一九八八年ノーベル医学生理学賞）は**ヘルペスウイルスの特効薬アシクロビル**を発見します。アシクロビルはヘルペスウイルスによりリン酸化され、さらにウイルスのチミジンキナーゼによりウイルスDNAに組み入れられます。この結果、本来のウイルスの毒性が失われ、ウイルスDNA複製自体も停止します。つまり**アシクロビルはヘルペスウイルスの増殖だけを選択的に阻害**します。一方**アシクロビルはウイルスが感染していない細胞には作用しないので、副作用はほとんどありません**。アシクロビルは新生児ヘルペス脳炎の死亡率を劇的に減らします。

アシクロビルは新生児脳炎の死亡率を劇的に減らしますが、ウイルス自体は潜伏したままになります。一方、アシクロビルが発見される前に生まれ、幼児期にHSV‐2に感染した人たちの脳には一三～二〇％にHSV‐2が認められるので、感染そのものは必ずしも急性脳炎を起こさないこともわかりました。

米国の小児神経科医ブラウンらは、周産期（出産前後の時期）に起こった発熱とけいれん発作に対し、二日間だけアシクロビルを投与され、八歳から一二歳まで追跡した少女のHSV‐

2脳炎について報告しています。この少女は、八歳で転倒した時、頭蓋骨骨折を除外するためX線検査を行ったところ、無症状の大きな脳腫瘍が偶然見つかります。神経症状や認知能低下は当時全く認められませんでした。組織を取って調べたところ、出産時の母親に認められたのと同じHSV-2が盛んに増殖している所見が見つかります。その後四年間にわたって、少女には注意障害、学習障害が見られ、HSV-2脳炎は進行し、アシクロビルに加えて、**免疫抑制剤**を使用して、ようやく症状の緩解を得ました。しかし脳腫瘍は消失しませんでした。この少女は極端な例かもしれませんが、新生児ヘルペスに罹患し、神経症状がない子どもたちの髄液からHSV DNAが検出されることと考え合わせると、無症状でもHSVが慢性的に脳で増殖することは容易に推定されます。

新生児ヘルペスウイルス脳炎では、長期にわたってアシクロビルを投与しないと**学習障害や発達障害が起こる**ことが報告されています。米国の小児科医キンバーリンらは、ヘルペス脳炎（HSV-1、HSV-2）を起こした新生児一〇三例について、最初、二週間ないし三週間アシクロビルを投与した後、六ヶ月にわたってアシクロビルを投与した群と投与しなかった群を比べています。アシクロビルを六ヶ月投与した群は、しなかった群より、精神発達検査(Bayley Mental Development Index Scale）の成績が良好だったのです。すなわち、脳が一旦ヘルペスに感染すると、少なくとも「半年」はアシクロビルを投与しないと、脳の障害が進行するということがわかったのです。

■成人ＨＳＶ-１ヘルペス脳炎

ヘルペス脳炎は百万人あたり二から四人の頻度でみられ、三歳以下と五〇歳以上にピークを持つ二峰性の分布を示します。後者の成人ヘルペス脳炎の大部分はＨＳＶ-１が起因菌です。臓器移植などで免疫抑制剤を処方されていると罹るリスクが高まり、かつ一旦罹患すると、免疫が正常の人に比べて約五倍治りにくくなります。臨床症状は、発熱、頭痛、意識レベルの低下、認知障害、見当識障害、行動障害、けいれん、麻痺、失調などで、髄液中には白血球数の増加がみられ、ＭＲＩが診断に有用です。剖検所見では側頭葉内側、中脳、脳幹に出血やうっ血、リンパ球浸潤がみられる血管炎、核内封入体、ＨＳＶ-１ウイルスが認められます。アシクロビルの発見以前には、死亡率は七割を超え、回復しても患者は認知症、人格障害、けいれん発作などの後遺症が残りました。アシクロビル処方により死亡率は激減していますが、臨床症状、診察所見、ＭＲＩ、髄液からＰＣＲ法によりＨＳＶ-１感染を確定診断し、**可及的早期にアシクロビルを投与することが大切です**。発症からアシクロビル投与までの時間が長いと後遺症が生じやすく、その場合、日常生活ができるまで回復する人は半数前後にとどまります。また一旦、**治癒した人でも再発**が起こることがあります。再発した患者のうち半数以上は抗ウイルス薬のみでなく、副腎皮質ステロイドや免疫抑制剤を投与しないと回復せず、シナプスに存在するＮＭＤＡ受容体（自己免疫による認知症参照）やＬＧＩ１（ロイシングリオーマ不活化１）蛋白質への**自己抗体**が血清や髄液から検出されます。つまり、**成人のヘルペス脳炎はウイルス感染のみが原因ではなく、自己免疫の機序**を伴っていることがわかります。

少なくとも半数の例では、生検した脳にあるＨＳＶ-１株が、同時に見られる皮膚ヘルペスＨＳＶ-１株とは異なります。つまり成人ヘルペス脳炎は**初感染で三叉神経節などに潜伏していたＨＳＶ-１が再燃して脳炎を起こしている**可能性があります。

三叉神経節や脳内に残るＨＳＶ-１が後遺症の原因と仮定し、長期の抗ウイルス薬投与で改善がみられるかどうか、軽症例について治験が行われています。標準的なアシクロビル治療の後（一四〜二一日間静注）、抗ウイルス薬バラシクロビルＶＡＣＶを九〇日間、一五〇〇mg／日服用する群と、しない対照群、中央値年齢五一歳、計八七例です。ＭＭＳＥ、Mattis Dementia Rating Scale ＭＤＲＳ（早期にアルツハイマー認知症を見つけるために開発された。満点は一四四点）、ＳＦ-36（ＱＯＬに相当）で評価した**認知能、ＱＯＬは投与群、対照群間に差はみられず**、ともに三ヶ月、六ヶ月、十二ヶ月、二四ヶ月と時間が経つに従って改善し（投与群ＭＭＳＥ二三以下三五・三％から一二・五％へ、ＭＤＲＳ一二一以下三一・四％から一一・四％へ、対照群ＭＭＳＥ二三以下三五・一％から五・九％へ、ＭＤＲＳ一二一以下三九・〇％から九・八％へ）、改善の速度は三ヶ月の時点でもっとも著明でした。急性発症からアシクロビル投与までの時間が短いほど回復が良好であることが再確認されました。

軽症の成人ＨＳＶ-１ヘルペス脳炎の場合、**急性期を過ぎてからの長期抗ウイルス薬投与はしてもしなくても、二年までは改善が期待できる**、つまり一種の**天井効果**があると結論できます。

■ヘルペスウイルスの軸索輸送、アミロイド前駆体ＡＰＰとの関係

一般に蛋白質やミトコンドリアなどの高分子は細胞内を物理的な拡散・ブラウン運動によって移動するのではなく、一定の輸送方法（輸送されながらブラウン運動はします）によって運搬されます。神経細胞では、細胞核の付近で合成され、また代謝された蛋白質は軸索または微小管上を分子モーター蛋白質・キネシンまたはダイニンに担がれて、それぞれ順行（中心から末梢へ）、逆行（末梢から中心へ）します。キネシンとダイニンはともに足が二本あり、軸索や微小管というレールの上をこの二本足を使って猛スピードで移動します。

ヘルペスウイルス感染症では軸索輸送の中でも**順行輸送が問題**になります。その理由は、ヘルペスウイルスは**細胞核内で増殖し、増殖したウイルスは微小管・軸索輸送によって、シナプスのある細胞膜まで運ばれ、そこから隣り合ったニューロンへ感染が広がる**からです。

ベアラーらは緑色蛍光蛋白質GFP（下村脩博士、二〇〇八年ノーベル化学賞）を用いて、界面活性剤により「膜を剝がし」、エンベロープを露出させたウイルスの神経細胞の軸索輸送について調べています。ヤリイカの神経細胞軸索は非常に太く、顕微鏡下で観察しやすいので、軸索輸送の研究には好適な材料です。エンベロープを露出しGFPでラベルしたヘルペスウイルスを注射すると、ウイルスはヤリイカの軸索上を微小管と共に、順行は分子モーター・キネシン（図21）、逆行は分子モーター・ダイニンに担がれて移動するのが観察されました。その場合、「エンベロープのあるウイルス」の順行速度（〇・八㎛／秒）と「エンベロープの

①ウイルスカプシドは感染したニューロンの核で合成され、細胞質で合成されたテグメントと合体する。

②ゴルジ体由来の小胞体内でAPPは濃縮される。

③小胞体内に（細胞膜で合成された）ウイルス糖蛋白も入りAPPを含むエンベロープとなる。

④小胞体へ一体となったカプシドとテグメントが嵌入する。

⑤ APPは分子モーター蛋白キネシンと結合する。

⑥嵌入したカプシドとテグメントはエンベロープを被り、成熟HSVになる。HSVはAPPの分解を防ぐ。

⑦ HSVは軸索輸送により（微小管のネットワーク上をキネシンが疾走して）シナプスへ到達する。

⑧シナプスよりHSVが放出されるとき、エンベロープが剝がれ、APPは放出されて分解が始まり、細胞外にAPP分解産物が蓄積する。

図 21　HSV ウイルスとアミロイド前駆体 APP の順行軸索・微小管輸送

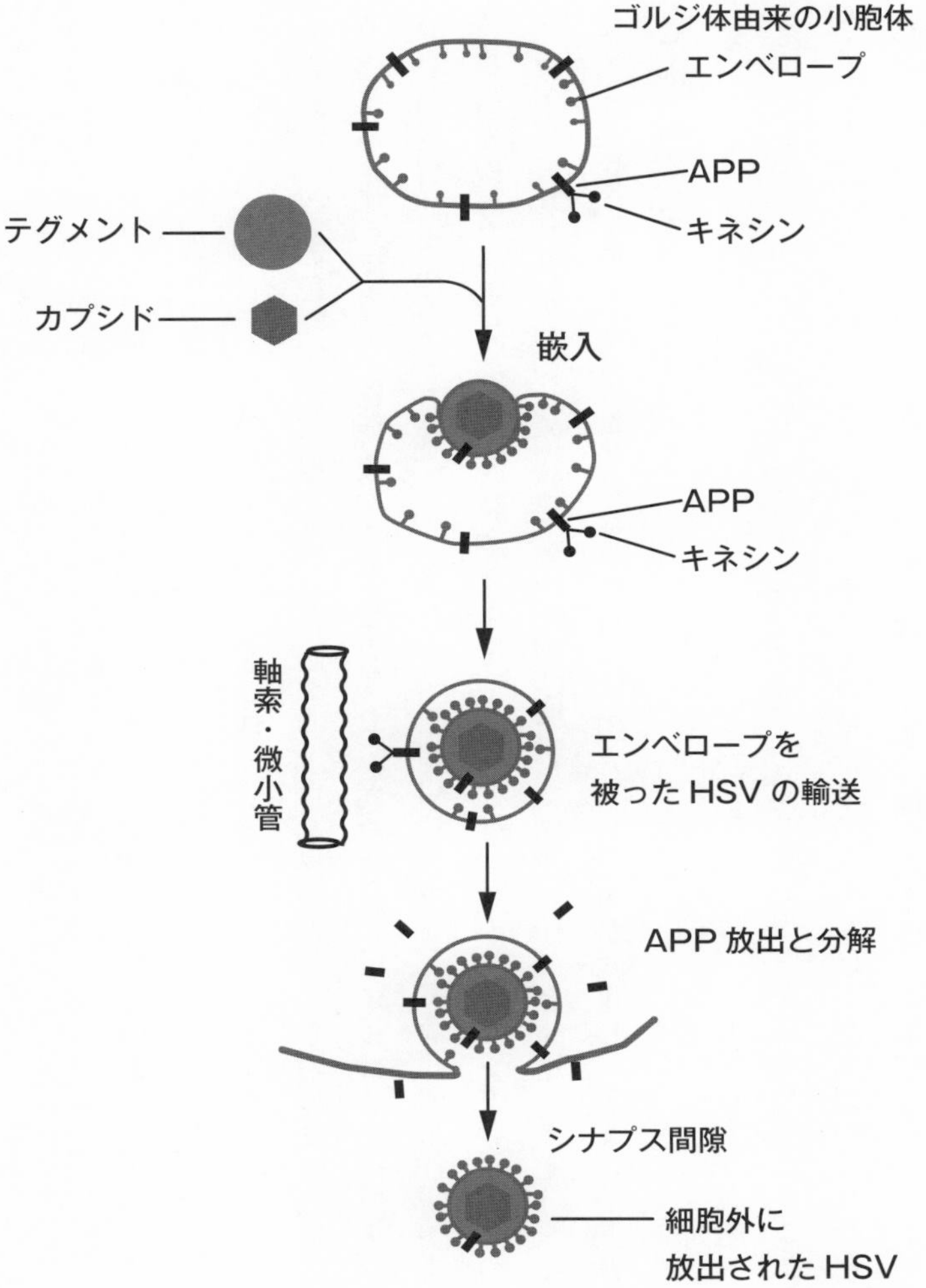

（Cheng SB, et al. Plos One 2011.6: e17966 より改変）

剝がれたウイルス」の逆行速度（二・二㎛／秒）は、ともにミトコンドリアの軸索輸送速度（〇・二㎛／秒）よりも速かったのです。

この知見からベアラーらは、「**ウイルスの膜エンベロープが軸索輸送を増強する何らかの蛋白質の受容体（受け皿）を備えているのではないか**という仮説を立てます。

「緑色」蛍光蛋白質GFPでラベルしたカプシド（HSV自身のAPPを欠くがエンベロープはある状態）と、「赤色」蛍光色素でラベルしたニューロン自身のAPPの移動を免疫電子顕微鏡で追跡します。両者は一緒になって移動することが観察され、**ウイルスエンベロープには、APPの受容体がある**ことが証明されました。この場合、カプシドなしの条件、つまりニューロン由来のAPPのみの場合の移動速度は一・一㎛／秒ですが、**カプシド存在下、つまりエンベロープにAPPが結合した状態では移動速度が〇・三㎛／秒へと減速**します。すなわち、**HSV-1感染が起こると、健康なニューロン内のAPP分布が変化し、アミロイドβ蓄積が起こる**と解釈できるのです。

さらにベアラーらは、細胞質内のウイルスが感染後六時間後には、九七％以上が**細胞外に移動**する培養細胞系を確立します。この系において、蛍光色素でラベルされたウイルスと金（ゴールド）でラベルされたAPPを観察すると、**ウイルスの八〇％以上が細胞内APPと結合し、移動速度も**（〇・三㎛／**秒から〇・四㎛／秒へ**）**少し速くなる**ことが観察されました。またウイルス感染は、タウ蛋白が結合する微小管のネットワークを破壊し、再構成を起こすことも観察します。

まとめますと、**ヘルペスウイルスにはアミロイド前駆体APPの受容体があり、感染した神経細胞のAPPを結合し、軸索・微小管輸送によりAPPを細胞外へ輸送する**、となります。(図21)

APPは分解すると、アミロイドカスケード説のアミロイドβとなるのでヘルペスウイルスはアルツハイマー認知症と原因、結果の関係にあることがわかります。

■アルツハイマー認知症ヘルペスウイルス原因説を支持する根拠

現在に至るまで、アルツハイマー認知症ヘルペスウイルス原因説を支持する知見を改めて整理すると次のようになります。

①**ヘルペスウイルスDNAは高齢者の脳に常在し、**ストレスや免疫力の低下で増殖を始める。

②ヘルペスウイルスは**側頭葉内側・辺縁系に脳炎を起こす**。

③ウイルスはニューロンに感染すると、**分子モーター蛋白質の助けを借りて軸索上を高速で移動（逆行）し、増殖する。ウイルスにはアミロイド前駆体APPの受容体があり、神経細胞のAPPと結合し、軸索輸送によりAPPを細胞外へ輸送する。結果としてAPPの**

細胞内分布のアンバランスが起こる。ウイルス軸索輸送の途上、タウ蛋白（神経原線維変化のもともとの成分）が結合する微小管のネットワークが破壊され、再構成が起こる。

④培養細胞に感染したヘルペスウイルスはＧＳＫ-３酵素（アミロイドβ前駆体ＡＰＰをリン酸化する酵素）とＰＫＡ酵素（タウリン酸化をする酵素）を活性化して**アミロイドβ前駆体ＡＰＰとリン酸化タウの蓄積を促す。一方、ここに抗ウイルス薬を加えるとアミロイドβとリン酸化タウの蓄積を防ぐことができる**。

⑤ヘルペスウイルス抗体価（抗体の量）と認知症の病状が平行する。

⑥アルツハイマー認知症は長らく**炎症であることが認められている**。

⑦マウスにＨＳＶ-１を感染させ、熱ストレスを加えて脳内ＨＳＶ-１の増殖を招くと海馬・大脳皮質にアミロイドβおよびＰＨＦ沈着とアルツハイマー認知症様の症状を起こすことができる。

⑧ヘルペスウイルス感染が**アポＥε４**キャリアに起こると**軽度認知障害ＭＣＩやアルツハイマー認知症に非常になりやすい**。

⑨アルツハイマー認知症の脳を他の霊長類やマウスの脳に注入し感染させることができる。

⑩次に述べるように、コホート研究で**ヘルペスウイルス感染症はアルツハイマー認知症のリスクを高める**。さらに、**抗ウイルス薬アシクロビルで治療しておくと発症がほぼ完全に予**

図 22　認知症発症率におよぼす HSV 感染（上図）と
アシクロビルの効果（下図）

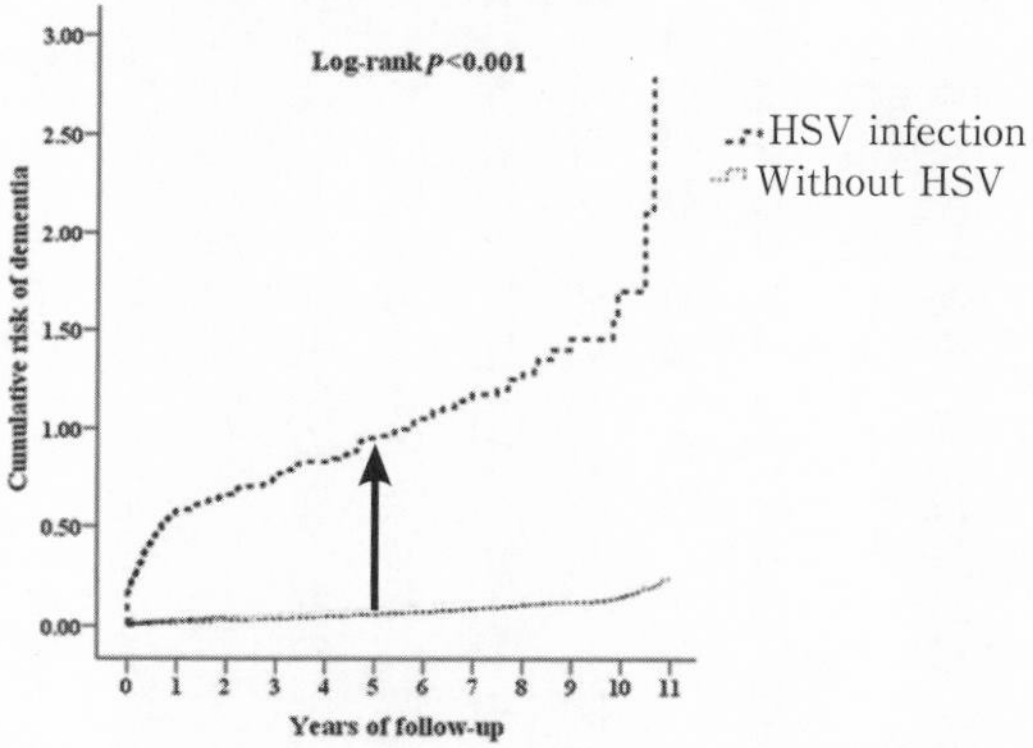

台湾の 50 歳以上、33,488 人の 11 年間にわたる HSV 感染を PCR、ないし免疫グロブリン IgM 陽性で確認し、その後アルツハイマー認知症を発症したかどうかの調査結果。**非感染者** 25,086 人下の点線に比べて **HSV 感染者** 8,367 人上の点線は、ハザード比にして **2.739 倍発症**し、観察１年目から差は有意であった。

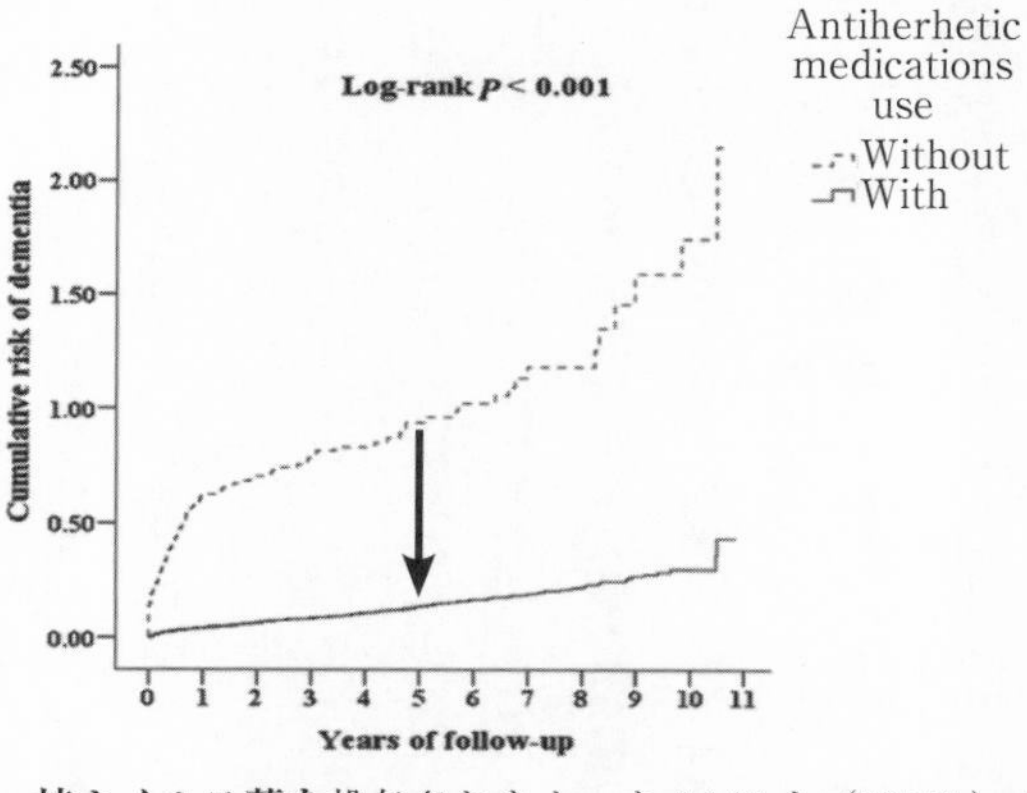

HSV 感染後、**抗ウイルス薬を**投与されなかった 1,147 人（13.7%）上の点線と投与された 7,215 人（86.3%）下の直線のアルツハイマー認知症および血管性認知症なども含む発症率を示す。**抗ウイルス薬を投与されていると、認知症発症率は、ハザード比 0.092 と、1/10 以下に低下した**。この場合、「**アルツハイマー認知症に限れば、ほぼ完全に予防されている**」と推定される。

防できる。

■疫学的研究は、アルツハイマー認知症ヘルペスウイルス原因説を支持

二〇一八年、単純ヘルペスウイルスHSV感染症がアルツハイマー認知症を起こし、抗ウイルス薬で治療しておくと発症が予防できるという「決定的な報告」が台湾のツエングらからもたらされました。

五〇歳以上の健康保険加入者の十一年間にわたる追跡調査において、PCR法と免疫グロブリンIgM抗体陽性（感染初期に増加する免疫の指標）で確認した**新たなヘルペスウイルス感染者は非感染者に比べてハザード率にして二・七四倍**、認知症になります。またハザード率の差は一年目から認められました（図22上図）。さらに感染者が**抗ウイルス薬を累積日数にして九〇日間投与されていると**、アルツハイマー認知症が大部分を占め、血管性認知症なども含む**認知症になるリスクは一〇分の一以下に減りました**（下図）。この場合、「アルツハイマー認知症に限れば、ほぼ完全に予防されている」と推定されます。またこの効果は一年目から認められ、抗ウイルス薬を累積投与日数にして三〇日以上投与された群は三〇日より少ない期間投与された群よりわずかですが、リスクは低かったのです。

ツエングらの仕事は、後ろ向き研究（過去の事象についての調査）にあたります（前向き研

表4　ヘルペス感染後のアルツハイマー認知症発症と
アシクロビル ACV の予防効果

ウイルス	単純ヘルペス HSV-1, HSV2	単純ヘルペス HSV-1	単純ヘルペス HSV	帯状疱疹 ウイルス VZV	帯状疱疹 ウイルス VZV
国	台湾	スウェーデン	フランス	台湾	台湾
感染の確認	PCR・IgM 陽性	HSV-1 抗体 IgM 陽性	HSV 抗体 IgM 陽性	帯状疱疹	帯状疱疹 **角膜炎**
対象人数	33,448	3,432	512	78,410	3,384
観察年数	11	11.3	14	16	5
感染者数	8,362			39,205	846
発病人数		245	77	4,204	
発病率 / 対照群 発病率	**2.74**	1.96	**2.55**	1.11	**2.97**
ACV 予防率	**91%**			45%	

究で代表的なものは薬を投与しない群と投与する群をランダムに分けて追跡する研究です）。十一年の期間中ヘルペスに罹った人は八三六二人でしたが、そのうち**抗ウイルス薬を処方された人は七二二五人**（八六％）**と九割に近く**、一方、**不幸にして処方されなかった人は一一四七人**（**一四％**）**と少数でした**。この意味するところは予防医学の歴史が示すごとく「**アルツハイマー認知症を激減させるかどうかは、一般の人々の認識を高めることと、もう一つ医療へのアクセスを改善することにかかっている**」になります。

スウェーデンにおける、単純ヘルペスウイルス感染を**免疫グロブリンIgM抗体陽性**（感染したことを表す免疫の指標）で確認した疫学的研究では、観察年数一一・八年後、感染者は非感染者の一・**九六倍**、アルツハイマー認知症を発症しています（表4）。

またフランスにおける同じ手法による研究では、観察年数一四年間で、感染者は非感染者の二・**五五倍**、アルツハイマー認知症を発症しています（表4）。

なおスウェーデンとフランスからの報告では、ヘルペス感染の有無による認知症発症差は、七年目から認められ、それ以前には差が認められませんでした。一方、台湾では前述のごとく一年目から差が認められています。違いの原因を検証すると、スウェーデンとフランスでは、追跡開始年齢が**六〇から六五歳以上**と台湾の**五〇歳以上**に比べて**十年以上高齢**に設定されたことが挙げられます。ちなみに五〇歳におけるHSV-1抗体陽性率はスウェーデンでは八三%、フランス六六%、台湾は九〇%かそれ以上です。なお日本の五〇歳でのHSV-1抗体陽性率は、男四九%、女六七%となっています。**年齢を問わず、HSV-1感染の都度、抗ウイルス薬を処方するのがアルツハイマー認知症予防には最善ですが**、台湾に倣って遅くとも五〇歳から始めるのが望ましいと思われます。

同じヘルペス感染症のなかで、**帯状疱疹**ではどうかというと、台湾では、帯状疱疹ウイルスVZV感染の後、「一六年」間に及ぶ観察期間で、アルツハイマー認知症になる頻度は帯状疱疹を経験しない人の「一・一倍」で、抗ウイルス薬が投与されていると、リスクは半分（〇・五五倍）になっています（表4）。

同じ帯状疱疹でも「**角膜炎**」として発病する場合は、脳への侵入経路は「**三叉神経節**」**経由**になります。この場合ウイルスが「**脊髄後根神経節**」**経由**で脳に到達する帯状疱疹と比べて**短距離**で、ウイルスVZVが脳に達します。帯状疱疹角膜炎では**五年という短い観察期間**で感染者のアルツハイマー認知症発症率は非感染者の「**二・九七倍**」という高い倍率を示しました（表4）。

コラム■台湾の医療体制

アルツハイマー認知症が抗ウイルス薬でほぼ完全に予防できるという革命的な報告が

諸外国に先んじて台湾からもたらされた所以は、平等でアクセスしやすい医療体制と情報化された保険制度にあります。台湾の国民健康保険は人口の九九・九％をカバーしており、コホート研究（地域ぐるみの研究）としては理想的な条件を備えています。大航海時代から日本と深い関係にある台湾は、現在総人口二四〇〇万人、高齢化率は日本の半分、一二・五％、人口密度は六五一人／㎢で日本の倍にあたります。一九九六年民主福祉国家として全国民対象の健康保険制度をスタートさせ、総合的な医療を提供するべく二〇〇四年には情報通信基盤整備を行い、カルテを**電子化して病歴を健康保険証のＩＣチップに入れ、疫学調査を容易かつ確実**にしています。その医療システムは山間部や島嶼にも医師を派遣し、安価（医療費／ＧＤＰ：六・六％、日本は一〇・三％）で**優れた医療へのアクセスと平等性を確保**していて、世界で第四位の医療レベルの評価を受けています。ちなみに台湾の人たちは観光で日本に来るリピーターが多いのですが、日本では高価につく医療を受ける人はいないと聞いてます。

■アルツハイマー認知症は感染症というパラダイム

表４にまとめた疫学的研究の結論は、ボールのアルツハイマー認知症ヘルペスウイルス原因説を支持し、「**ヘルペスウイルス感染症はアルツハイマー認知症の原因で、抗ウイルス剤の投**

与で予防することができる」になります。ここに「アルツハイマー認知症は変性疾患」であるという「古いパラダイム」から「アルツハイマー認知症は感染症」であるという「新しいパラダイム」に転換が起こったのです。

ここで感染症というパラダイムについてその歴史を参照しましょう。

感染症におけるコッホの三原則

ある病気が感染症であると断定するには、ロベルト・コッホの三原則、すなわち以下の三点を満たす必要があります。

①ある一定の病気には一定の微生物が見出される。
②その微生物を分離できる。
③分離した微生物を感受性のある動物に感染させて同じ病気を起こすことができる。

例えばインフルエンザではインフルエンザウイルスが患者の鼻汁や喀痰に見いだされますし、インフルエンザウイルスを動物に感染させて発病させることができます。

アルツハイマー認知症はスローウイルス感染症

インフルエンザの場合は病原体に感染してから発熱、倦怠感、咳、痰などの症状が日の単位で現れます。一方潜伏期が数か月から数十年と長い感染症があることが発見されるようになり、これをスローウイルス感染症といっています。スローウイルス感染症の病原体はウイルスのみでなく、スピロヘータ属や異常な蛋白質を含み、エイズを起こすＨＩＶウイルス、Ｂ型肝炎ウイルスおよびＣ型肝炎ウイルス（二〇二〇年ノーベル生理学賞）、亜急性硬化性全脳炎を起こしてくる麻疹ウイルス、成人Ｔ細胞白血病を起こすＨＴＬＶ1ウイルス、狂牛病ＢＳＥの異常プリオン蛋白、梅毒の病原体トレポネーマ・パリドウムが該当します。**「アルツハイマー認知症はヘルペスウイルス感染症」という考え方は「スローウイルス感染症の概念に該当」しているのです。**

コレラで起こったパラダイム転換

一九世紀、英国でコレラが大流行した際、外科医だったジョン・スノウ（一八一三〜一八五八）は、患者が共通して同じ井戸を使っているのに気づき、この井戸を使わないように進言しました。この時点では、細菌やウイルスの存在は未だ知られていず、空気伝染すると信じられていました。当局がスノウの進言に従って井戸の使用を禁止したところ、患者は激減したのです。これに自信を得たスノウは、さらにテムス川が汚染源ではないかと疑い、テムス川流域の死亡数の調査を始めます。下水が含まれている地域ではコレラの死亡数が多く、テムス川に注ぐ汚水を隔離した下水道にしたところ、コレラの発生も激減しました。病原体が発見される以前に、疫学的証拠に基づいてコレラ予防の試みに成功し、コレラ流行を阻止したスノウの業績は、「空気伝染病という古いパラダイム」から、「汚染水による伝染病という新しいパラダイム」への転換を促したのです。

パラダイム転換

パラダイムとは、トーマス・クーン（一九二二～一九九六）が著書『科学革命の構造』においてコペルニクス革命、ニュートンの万有引力の法則、アインシュタインの相対性原理、ダルトンの化学原子論、ハイゼンベルグ、シュレーディンガーの量子力学など、科学革命の典型例を挙げながら、新しい概念が自然科学の歴史上「思考の枠組み」として広く人々に受け入れられたとき、これをパラダイムと名付け、一定の期間、科学者に自然に対する問い方と答え方の手本を与えるとしました。

パラダイムの特質としてトーマス・クーンは次の七つの歴史的特徴を挙げています。ここではパラダイムの特質を示すため、「認知症は感染症というパラダイム」と「認知症は変性疾患というパラダイム」をそれぞれクーンのいう「新しいパラダイム」と「古いパラダイム」に置き替えてみました。クーンが指摘した歴史的特徴は、なるほどと思わせる点があることがわかります。

①「認知症は感染症という新しいパラダイム」は「認知症は変性疾患という古いパラダイム」の問題を解くうえで展開する。

②このような論証は全体として強制力は持っていないが、新しいものを科学者に採らせる魅力がみられる。それは各個人の良識や美的感覚に訴えるもの、つまり「きれいで」、「エレガント」、「要領よく」、「簡潔」である。

③新しい「認知症は感染症というパラダイム」論争は個々の問題を解く能力に関して行われることがあるが、実はそれが中心の問題ではない。むしろ**重大な点は、どのパラダイムが、今まで解けなかった問題に、将来解こうとする研究方向を与えるか**である。

④新しい「認知症は感染症というパラダイム」が直面する多くの問題を解くうえで、何れは成功するであろうという信念を持たねばならない。それが**危機の前提**（すでに高齢者の六人に一人は認知症でかつ治療薬の開発が軒並み頓挫している）が非常に重要である理由の一つである。しかし危機や行き詰まりだけでは十分ではない。選んだ特定のパラダイムに対する信頼がなければならない。この信頼の基礎は必ずしも合理的で、究極的に正しいものである必要はない。何かがこの新しい提案は正しい軌道に乗っていると感じさせている。時にはそれは、ただ気質的で不明確な美的配慮に過ぎないかもしれない。しかし明確

で技術的な議論が他の道を示している時に、勘のようなもので宗旨を変える人もいる。クーンはさらに直感について、それは個人に由来するが、むしろ歴史的には成功した人たちが課題を検討してきた中で共通して持っているものであり、もう一つ、**直感は原則として分析可能で証拠を集めることができる**と述べている。

⑤「認知症は感染症というパラダイム」が勝利をかち得るには、初めに若干の支持者を得て、その人たちが**頭の固い連中の論議**を呼び起こす所にまでそのパラダイムは発展しなければならない。しかし単一の論証だけでは彼ら全部を改宗させることはできない。一つのグループの改宗をかち得るだけでなく、他の分野を含めて専門家の大部分の信用を徐々にかち得るようにしなければならない。このように進行するにつれて、それを支持する議論の数と力が増加するであろう。そうなると、ますます多くの科学者が改宗して新しいパラダイムの開発を進行させるだろう。だんだんそのパラダイムに基づく実験、装置、論文、本の数が増していくだろう。

⑥世界は「認知症は感染症というパラダイム」とともに変わるわけではないが、**その後の科学者は以前とは異なった世界で仕事をする**。

⑦自然を「認知症は感染症というパラダイム」に合わせることはできない。だから従来の科学は重要であり、また、パラダイムなき測定が結論を導くこともほとんどない。**パラダイ**

ムが確立した後では見方ばかりでなくデータの測定の仕方自体が変わる。これが科学革命後、科学者が違った世界に住むことになったといいたい意味の最後のものである。

二〇一八年七月、米国ニューヨークタイムズと英国のガーディアン紙は米国のブレインバンクを材料とした研究「ヘルペスウイルスHHV-6AとHHV-7が健常脳よりもアルツハイマー脳で、多数見つかった」知見を紹介するとともに、権威ある複数の専門家から取材しています。国内でも日本経済新聞が同じ内容を報告しています。記事によれば、半数以上の研究者は、「ヘルペスウイルスは太古以来存在し、ヒト脳にウイルスが潜伏しているのは今までも分かっていることで、それがアルツハイマー認知症の原因とは思えない」に始まって、「危険因子が確定しているアポ蛋白E4に比べれば、大した知見ではない」「ヘルペスウイルスがアミロイドβと関係が深いことは知っている」というどちらかというと消極的なコメントが大勢を占め、一方「この研究を押し進めるべきだ」という柔軟で積極的な立場をとる研究者は少数だったのです。しかしこの知見は、クーンがいうところの「頭の固い連中に論議を起こす」ことには、少なくとも成功しているのです。

二〇一七年、サンフランシスコで行われた国際老年学会IAGGは、「アルツハイマー認知症における微生物の役割」というシンポジウムを開催し、要旨は二〇一八年に論文となっています。論文の内容は、従来の「アミロイドカスケード説」から「ウイルス感染説」ないし「内的免疫不全説」へと「パラダイム転換」を行うことが、これからの研究には必要と結論しています。

これまで述べてきたように「アルツハイマー認知症ヘルペス原因説」がパラダイムとして確定し、アシクロビルによる治療またはワクチンによる予防が普及すれば、これからアルツハイマー認知症は激減すると予想されます。その恩恵は、単に医療とケアの負担を軽減するのみならず、経済的にも進行中の少子高齢化社会に備えた資源の配分を可能とするものと期待されます。

■アルツハイマー認知症の治療・発症予防

一方、現在アルツハイマー認知症に罹っている人々や軽度認知障害ＭＣＩの人々にも、治療に抗ウイルス薬・アシクロビルを使用することが考えられます。これに関しては英国のイザーキとウォザニクが論じているので紹介しましょう。

①アシクロビルの効果が期待できるのは、アミロイドβやリン酸化タウの生成や蓄積がウイルス感染で促進されている時期である。（**ＭＣＩが対象**に入る。その場合、コホート研究として、アシクロビルの効果の有無、程度を学会が主体となって確かめることが望まれる。）

②アシクロビルはウイルスＤＮＡの複製を妨げる作用に特化し、つまり感染した神経細胞だ

けに選択的に働き、非感染細胞には影響しないので**副作用が少ない**。（従来の治験薬は、健全な神経細胞にも働くので副作用が起こりやすい）

③アシクロビルは髄液中でウイルスＤＮＡ複製を妨げる有効濃度に達するので、脳血管関門は通過している。

④アシクロビルは多発性硬化症（軸索が障害される自己免疫病）で、腎機能正常者につき二年にわたる治験がなされており、ほとんど副作用は認められなかった。

⑤アシクロビルは比較的安価で、経済的にもたいへん有利である。（従来の治験薬は非常に高くつく）

⑥脳内ヘルペスウイルスのレベルをモニターすることが理想であるが、これは不可能である。髄液では検出が可能だが、ウイルス感染が髄液で確認できる期間はわずか一週間に過ぎず、モニターは困難である。

どれぐらいの人たちがアシクロビルで認知症にならないで済むか

イザーキは、予防的アシクロビル投与で、アルツハイマー認知症にならないで済む割合について推定をしています。英国では三〇～四〇歳代までに七〇％弱の人々がＨＳＶ-１に感染しています。この年齢層では、ほぼ二五％がアポＥ４遺伝子キャリアーです。すると、予防できる人々は一八%（〇・七×二五%）になります。この数字は少ないかもしれませんが、認知症になるリスクがはなはだ高いこの人たちは、アシクロビル投与により、発病しないですみます。英国二〇一七年時点での高齢者は一一九九万人ですので**二一[*]六万人の人々が発病しない**計算になります。米国も同じアポＥ４遺伝子キャリアー率に加えて高齢者は五〇八〇万人ですので**発病しない人数は、九一[**]六万人**にのぼります。一方、日本ではアポＥ４のキャリアー率は一〇%前後ですので別法で計算します。認知症になっている高齢者の割合を六人に一人（一七%）とし、そのうちアルツハイマー認知症の割合を六〇%とすると、高齢者（二〇一五年では三三〇〇万人）の一〇・二%（〇・一七×六〇%）**三四〇万人が、発病しないで済む**ことになります。

＊、＊＊この数字は英、米のアルツハイマー協会が発表している各々八五万人、五百八〇万人以上より多く、アポＥ４キャリアーが必ずしも全員アルツハイマー認知症になる訳ではないことを示します。

日本でアシクロビルが保険適用となったのは一九八五年です。するとアルツハイマー認知症が最も発症しやすい現在八〇歳代以上の人々は若中年時代、ＨＳＶ-１に感染していてもアシクロビル処方がなく、アルツハイマー認知症発症のリスクが高いと考えられます。

いずれにしても、認知症の世界では、画期的なイベントがこれから起ころうとしているといえます。

■「アルツハイマー認知症はスローウイルス感染症」の認知度

カナダの神経病理学者ボールに始まる「アルツハイマー認知症はスローウイルス感染症で、予防することができる」一連の業績は、ノーベル賞受賞に相当する快挙と私は思います。

この説が証明されるまでには一九八二年以降、米国のベアラー、英国のイザーキが加わり、四〇年近くの歳月を要しました。台湾ツエングらの疫学研究は、二〇一八年二月にNeurotherapeutics誌に発表され、その後英国のイザーキはJ Alzheimer's Disease誌とFront Aging Neuroscience誌にこの論文を紹介しています。また二〇一九年二月米国Today's Geriatric Medicine誌上では健康・医学ジャーナリスト・サンタ・クルズが「アミロイドカスケード説に代わるウイルス原因説」としてカナダのボール以後、台湾のツエングらまでに至る業績を紹介しています。同じく二〇一九年五月には米国エザートらがNature Communications誌にアミロイド蓄積に関してウイルス原因説について触れています。

それればかりでなく、新聞、一般向けの科学雑誌、ネットなど世界のメディアがこの貴重な情報を直接一般の人々にすでに伝えています。例を挙げれば、二〇一八年には英国放送協会BBC、The Atlantic, The Guardian, Live Science, Lardag, Gigazine, ScienceDaily,

出版のご案内

株式会社かまくら春秋社

The Conversation, Healtheuropa, Sciencecareers, Forskning no、二〇一九年にはカナダの ALZFORUM、Tandfronline, Saude abril com br, Cure Alzheimers Fund, ViXra org, Medicina E Ricerrca, BeingPatient, Medpagetoday, Infosalus などです。

もう一つ、台湾の疫学研究は**帯状疱疹角膜炎が、脊髄後根経由の帯状疱疹よりも強い認知症リスク**となることを指摘しています。これは感染の成立が「**軸索の距離に依存する**」ことを示し、軸索輸送の基礎研究とよく合います。

一方、国内に目を向けてみると、認知症を対象とする学会にはこれらの業績の紹介が未だないようです。他方、世界の製薬会社は「アミロイドβ」を標的とする治療薬開発に成功せず、もう一つの「タウ」を標的とした治療薬開発に乗り出しています。何れにせよ、標的とする蛋白質が健常ニューロンで多種類の蛋白質と相互に関係しながら**生理的な機能を担っている**以上、**副作用のない**治療薬の開発にはたいへんな**難題**が待ち受けていると言えます。

専門家の集団が「アルツハイマー認知症は変性疾患」というパラダイムの下で研究や新薬の開発を行っていれば、ヘルペスウイルス感染症説はにわかには信じがたく、カルチャーショックを受けるものと思います。先が見えないパラダイムに代わって、綺麗で簡潔、エレガントなパラダイムが登場すると、パラダイム転換が徐々に起こります。新しいパラダイムからの啓示は「重大な点は、どのパラダイムが、今まで解けなかった問題に、将来解こうとする研究方向を与えるか」つまり、研究の方向を「ウイルス感染に向ける」になります。パラダイム転換しつつある例は次の「微生物免疫説」にもみられます。

微生物免疫説　Antimicrobial Protection Hypothesis

従来のパラダイム・アミロイドカスケード説に従って研究をしてきた人々からは、アミロイドβ研究の成果から、代わって微生物免疫説 Antimicrobial Protection Hypothesis が唱えられています。その説くところはヘルペス原因説に近い考え方です。

アミロイドβは、Anti-Microbial Peptide ＡＭＰ抗微生物ペプチドの一種で、進化の歴史では昆虫に始まり、原始的な免疫を担う蛋白質の一種です。アミロイドβを作れないようにしたノックアウトマウスは免疫能に劣り、短命に終わります。ＡＭＰは炎症で発現し、ウイルス、細菌、かびなど多種、多様の病原体に結合し、活性酸素や蛋白分解酵素の作用を借りて死滅させ、身体を守る働きがあります。狩猟採集民族やその子孫では感染症に強いアポＥ４が多く、他のＡＭＰと並んで免疫を増強しています。ＡＭＰはアミロイドβが溜まる心房アミロイド症、角膜アミロイド症、精嚢アミロイド症、つまり慢性炎症と考えられている病気に関わっています。これらの事実から、アルツハイマー認知症は、微生物など病原体に対する免疫反応の結果、起こるのではないかという考え方です。つまるところ、アミロイドβ蓄積は、**ヘルペス**

ウイルス原因説と同じく、アルツハイマー認知症の原因でなく、結果だというものです。

軽度認知障害MCIと早期アルツハイマー認知症に対する抗ウイルス薬治験

軽度認知障害ＭＣＩと早期アルツハイマー認知症に対しては、米国の国立衛生研究所National Institute of Health, ＮＩＨ、国立老化研究所National Institute on Aging, ＮＩＡが二〇一八年二月からＨＳＶ抗体価の高い一三〇人を対象にパラシクロビル二〇〇〇mgないし四〇〇〇mg／日を七八週投与する第二相治験をスタートさせています（第一相治験は安全性を健康人で確かめる試験です。パラシクロビルは既に市販されているので、第二相治験から始めます。第二相治験は対象患者をランダム化して背景の差をなくし、少人数で薬物の有効性を決定する方法です）。またスウェーデンでも米国ＮＩＨの支援を受けて二〇一六年十二月から二〇一九年四月まで同じくパラシクロビルを用いた早期のアルツハイマー認知症ないし軽度認知障害を対象とする第二相治験が実施されています。

認知・言語能力による軽度認知障害MCI発症予測

アルツハイマー認知症では臨床症状を呈するより以前に脳にアミロイド沈着や神経原繊維変化を生じます。前節で紹介した軽度認知障害ＭＣＩのステージで抗ウイルス薬投与を開始するよりも、**より早期に高リスク者を同定**して抗ウイルス薬を投与できれば、より優れた予防効果を期待できると思われます。

アルツハイマー認知症ヘルペスウイルス原因説が確立する前には、アミロイド沈着をアミロイドPET画像で検出し、その後MRIによる海馬のサイズ、アポE、髄液中のプレセニリン濃度、それに認知障害の程度を指標として抗アミロイド薬を使うADNI Alzheimer Dementia Neuroimaging Initiative 治験が行われています。しかしこれらの検査は時間と費用がかかり、そして対象となる人をどのように見つけるかが問題となっています。

簡便で安価に済み、かつ**信頼性が高い**（感受性：病気を一〇〇％検出する、特異性：病気でない人を誤診しない）検査法が求められます。ヒントとしては有名なナンスタデイが参考となります。ナンスタデイでは「**入信時、平均二二歳で書いた自伝を解析した言語能力が八〇歳まで年取った時、アルツハイマー認知症になっているかなってないかを予測する**」ことが認められています。

ナンスタデイに倣い、**コホート研究でMCIを発症した人々の認知・言語能力の記録を遡って調査**し、何時からどの指標を以って高リスクとなっていたかを検出する研究が一つの答えとなります。ここでは二〇二〇年に報告された米国フラミンガム研究の成果を紹介します。

フラミンガム心臓研究 Framingham Heart Study は一九四八年に創設され、一九八一年から認知能力検査法が追加されています。このコホート研究では高学歴で認知の予備能が認められ、また女性が認知症になった場合、進行が速いことが認められています。認知能力検査法は、ボストン失語検査法・**Cookie-Theft Picture Description Task** ＣＴＴ「台所で母親が皿洗いをしている隙に、少年と少女が棚にあるお菓子を盗ろうとしており、少年が立っている椅子が倒れそうである。一方、流しでは水が溢れて床に流れ落ちている」絵を見て文章を記載してもらう検査法を採用し、この検査法は米国で失語症・認知症の診断に汎用されています。減点となるポイントを例示すると「電報のような単語だけの文章、非流暢性言語、繰り返し言語、単数・複数の無視、文法の欠如、定冠詞・不定冠詞の欠落、綴りの間違いなど」となっています。

この報告では認知能正常者三一三三人から後年ＭＣＩと診断された人四〇人と、背景をマッチさせた正常認知能を保った四〇人、各々平均年齢七九歳を対象に解析をしています。ＣＴＴ法による正診率はＲＯＣ曲線（Receiver Operating Characteristic curve）でＡＵＣ（Area Under Curve、ＲＯＣ曲線下の面積）は〇・七四（〇・七一〇・八でかなり良い）で信頼性が高いとされています。後年ＭＣＩ発症に寄与するポイントを挙げると、「少年が墜落する、皿、皿を拭いている、少女、少年、母親の認識」でした。またアポＥの寄与はＣＴＴ法による検出法には遠く及びませんでした。

認知能正常から認知能劣化までの期間は三・九三±三・六九年、ＭＣＩ診断までは七・五九±四・〇一年、つまり**ＭＣＩに陥る前**、その差の**三・六六年早く抗ウイルス薬を投与する候補者を特定することが可能**となります。

統合失調症におけるＨＳＶ-１と認知能、抗ウイルス薬治験

統合失調症は二〇歳前後から四〇歳にかけて発病し、当初から思考障害、情動障害、意欲の減退に加えて認知障害が認められています。統合失調症の危険因子には、遺伝、地域差、社会経済的レベル、栄養、周産期における母親の感染、それに患者本人のウイルス感染などが挙げられています。一九一一年、Ｅ・ブロイラーは統合失調症と感染症との関係を記し、その八年後、クレペリンは成長期の感染が原因になって発症すると記しています。一九九五年イスラエルのウイルス学者ベッカーがＨＳＶ-１-ＤＮＡが嗅球、三叉神経節、扁桃核、海馬などに存在し、小児や成人のＨＳＶ-１感染が学習障害、行動障害、認知障害の原因である可能性を指摘してから、統合失調症ではＨＳＶ-１感染と認知能の関係を探る疫学的研究が盛んに行われるようになりました。ＨＳＶ-１抗体陽性者と陰性者を比べた研究では、感染と認知障害とは関係があるとする論文がないとする論文がほぼ拮抗し、二つのメタ解析（複数の研究を統合して分析する方法）では、関係があるとされています。アルツハイマー認知症ヘルペスウイルス原

因説が立証されつつある現在、統合失調症における認知障害も抗ウイルス薬で軽減でき、統合失調症自体の予後、生活の質・QOLを改善すると予想されます。この問題に決着をつけるには抗ウイルス薬の効果を検討する治験が望まれます。

二〇一三年、米国のプラサドらは、統合失調症二四例を対象にパラシクロビル三〇〇〇㎎／日を投与した予備的第二相ランダム化比較治験で**パラシクロビルの投与により認知能の劣化を防ぐことができた**としています。彼らはさらに二〇一八年、平均年齢三一-三二歳、六二例の統合失調症に対し、**感情認知能 EMOD, EMOtion identification Discrimination**、感覚運動機能、空間認知能を指標としたパラシクロビル三〇〇〇㎎／日、一六週投与の結果を報告しています。第二相治験に入る前の平均二年の観察期間ではＨＳＶ感染者は非感染者に比べて感情認知能の急速な劣化を見ています。そしてドロップアウトを除いた投与群二五例では、非投与群三一例に比べて、三つの指標のうちわずかではあるが有意の**感情認知能の改善を招くことができた**と記しています。しかし他の同様の治験（二〇一九年Ａ・ブロイラーら）では投与群と非投与群との差がなかったとも報告されています。この原因の一つには対象患者が、前者がインド在住者、一方後者では米国在住者である違いが考えられます。というのは、パラシクロビルの効果は、それぞれの国や地域のＨＳＶ-１「初感染年齢や再感染の頻度により左右される」と思われるからです。何れにしても、より長期間、多数例での治験が望まれます。

アルツハイマー認知症予防としての単純ヘルペスワクチンの開発

アルツハイマー認知症を予防するためには、口唇ヘルペス発病の度にアシクロビルＡＣＶを処方することが望ましいのですが、予防的にＡＣＶを服用させることも考えられます。しかしＡＣＶはＨＳＶ-ＤＮＡが感染細胞の核内で増殖する段階で作用するので、未感染の段階で服用しても効果はないと思われます。

一方、同じヘルペスウイルス属ＶＺＶによる帯状疱疹の発症予防は、帯状疱疹に罹ると重症化する臓器移植患者などの免疫不全の患者さんでは有効であることが報告されています。また帯状疱疹ワクチンも発症予防に有効で、免疫能の落ちた高齢者では実施されています。ＡＣＶ投与とワクチンの費用を比べると、ＡＣＶでは後発品を利用した長期投与を要するのに対し、ワクチンは一回注射で安価で済みます。

水痘を起こすウイルスＶＺＶは帯状疱疹と同じウイルスです。幼児期に起こる水痘は、稀に脳炎など重症化することがあり、水痘ワクチン一回接種法から、より有効な二回接種法への変更が進められています。

水痘・帯状疱疹ワクチンの有効性を考慮し、近年、単純ヘルペスワクチンの開発が行われています。しかし、実験動物レベルでは有効でも、ヒトでは副作用を伴うことから、度々開発が中止されていることも事実です。その理由の一端は、ヘルペスウイルスは宿主の進化に併せてともに進化を遂げて来たので、種が変わるとワクチンの副作用が出やすくなるとも思われます。この問題を避けるために、感染したニューロンに潜伏するヘルペスウイルスＤＮＡを、*CRISPR-Cas9 遺伝子改変技術（二〇二〇年ノーベル化学賞受賞）を用い、削除・挿入など編集する方法が有望とされています。何れにせよ、**アルツハイマー認知症予防のため、単純ヘルペスワクチンの開発と実用化**が待たれます。

*CRISPR は Clutered Regularly Interspaced Short Palindromic Repeat の略です。間隔を置いて繰り返される短い同文配列・パリンドロームを言います。日本語の場合は「タケヤブヤケタ」のように前から読んでも後ろから読んでも同じ配列の塊を言います。ＤＮＡの場合は左半と右半の塩基配列が補足的であるのを言います。例えば塩基配列 CACTGCAGTG の対を成す塩基配列は逆から読めば同じく CACTGCAGTG になります。CAS9 はＤＮＡを切るハサミに相当し、CRISPR とはセットで働きます。CRISPR-CAS9 は、元来、ウイルスがファージの初感染に対して抗原を選択的に切り出して保存し、次回の感染が起こった時、迅速に免疫を獲得している方法として発見されました。CRISPR-CASE9 は狙い通りに遺伝子を書き換える技術で、ガイド RNA により編集する場所を指定し、CASE9 によりＤＮＡを切断します。本法はあたかもワープロで編集するように遺伝子の改変ができ、簡便かつ安価であることから、汎用されるようになりました。単純ヘルペスワクチンを作る場合は、人工的に作成したパリンド

ロームを手掛かりとして、ターゲットの抗原・ヘルペス遺伝子をマウスやヒトの細胞で短時間に同定し改変するのに利用しています。

「アルツハイマー認知症はスローウイルス感染症」の認知度のまとめ

認知症は、今日、誰もが関わる可能性のある身近な病気です。また認知症の六－七割を占めるアルツハイマー認知症の研究者は非常に多数にのぼります。しかしヘルペス原因説が正しいと証明されつつある事実については、日本に限らず、欧米でもこのテーマを熱心に追求してきた一部の研究者を除いて、おおかたの研究者は知らない状態にとどまります。ましてこの情報が一般の人々に伝わるには世界中のメディアが取り上げているにも拘らず、時間がかかるのが普通です。私は、たまたま、認知症の本を書こうとして、よく調べた結果、この本の冒頭に記したように「**アルツハイマー認知症はヘルペス感染症が原因で起こることが証明され、実際に抗ウイルス薬で予防できることから、この病気が将来激減するだろう**」という結論に至った次第です。***この貴重な情報が読者の皆様に伝わり、皆様の手により、アルツハイマー認知症がこれから激減していくことをひたすら祈っています。**

*「The Chilling Stars: A New Theory of Climate Change ″不機嫌な太陽〝—気候変動のもうひとつのシナリオ」を著したデンマークの宇宙気象学者スベンスマルクは、読者の質問に対し

て新しい考え方が従来の考え方の範疇を超えている場合、学術上の手続きを省略して、その考え方を社会にできるだけ迅速に直接知らせて読者の知性に訴え、新しい考え方を信じる気になるかどうかは読者に任せることが望ましいとしています。

第2章　他の病因による認知症

一　他の感染症による認知症

■嗜銀顆粒性認知症

嗜銀顆粒性認知症 Argyrophilic Granular Dementia ＡＧＤは、アルツハイマー認知症に近い頻度が予測されています。しかし、未だに一部の臨床家を除いて、この病気自体は認知されていません。また嗜銀顆粒性認知症は**選択的に側頭葉内側・辺縁系が侵される点、なかでも迂回回など頭蓋骨の頭蓋窩（頭蓋骨底部のくぼみ）に接する脳底面が強く侵される**点は、**三叉神経節を経由する感染症を強く**示唆します。それゆえ本症をこの本ではここに分類しましたが、本症の感染症としての解明はこれからになります。もしもヘルペスウイルスが原因なら、病像が温和であることから、毒性がさほど強くないＨＨＶ６などが原因病原体として考えられます。

【症例】

八八歳　女性（特別養護老人ホーム）

七七歳、電車に乗って予定とは全然違った方向に行ってしまった。七九歳、某院神経内科でアルツハイマー認知症の診断を受け、ドネペジル（アセチルコリン分解酵素阻害薬）を処方される。八〇歳、特別養護老人ホームかかりつけ医の管理を受けるようになる。八一歳、頭痛、ふらつきで整形外科受診、変形性腰椎症の診断。六日目より食欲不振、一〇日目、骨格筋融解症で一〇日間入院。退院後一一日目、ＨＤＳ－Ｒ８／30。さらに二三日後、体幹の傾斜（座位で体幹が横に傾く）、反応が低下し、意味不明の発語、せん妄（意識が低下し、混乱している）、食欲不振、強い頭痛と頸部の筋痛がみられた。合併した尿路感染症が治癒した後も右胸鎖乳突筋、右側頭部と両側大腿の筋痛が持続した。血液検査で炎症反応は強陽性を示し、血清クレアチンキナーゼ（骨格筋融解症の指標）は正常範囲だった。ドネペジルを中止したところ、五日後には筋肉痛は消失、食欲も回復した。一ヶ月後、次女の希望が強く、ドネペジルを再開した。筋痛が再燃し、嘔吐あり、輸液したが、腎機能は悪化した。一〇日後、ようやく次女はドネペジル中止に同意した。この間、体重減少マイナス八・五kg。次女、今度はメマン

図 23　嗜銀顆粒性認知症にみられる迂回回、側頭葉の萎縮

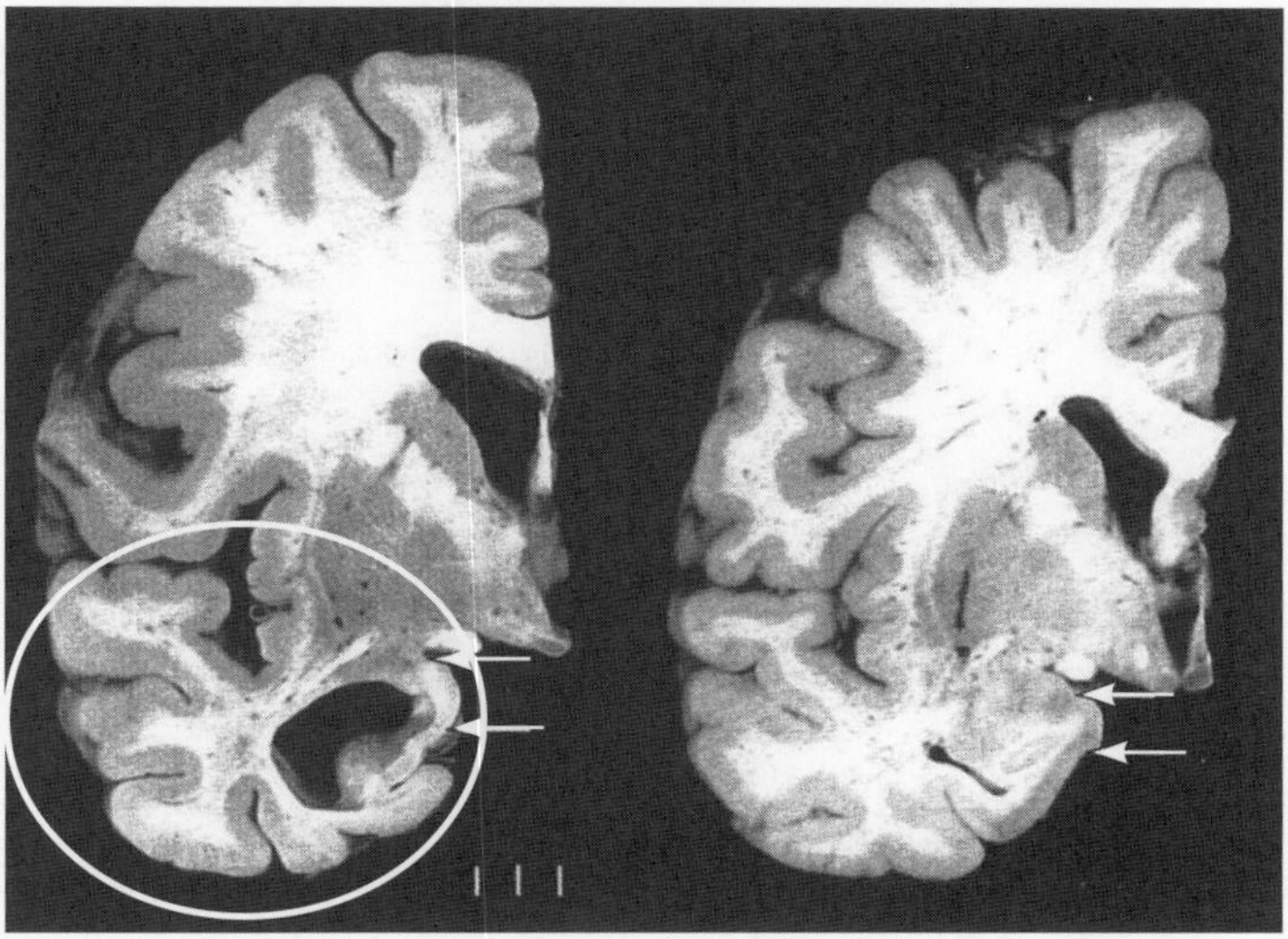

左：嗜銀顆粒性認知症　迂回回（矢印）を中心に扁桃核、外側の側頭葉の萎縮を認める。○で囲んだごとく、上方の前頭葉の萎縮は軽いことに注意。
右：年齢・性を一致させたコントロール症例の同部位。矢印で示す迂回回は萎縮していない。
（斎藤祐子　老年精神医学誌　2015, 26: 891-899. より）

チン（NMDA受容体拮抗薬）処方を強く希望し、腎機能回復を待ってメマンチン五㎎服用を開始した。四日後、嘔気、傾眠、体幹の傾斜、食事が自立から要介助になり、食事量も低下した。メマンチンを中止した二日後、活性ビタミンD（骨粗鬆症薬）によると思われる高カルシウム血症、Ca一三・二㎎／dℓによる嘔気、食欲不振が出現した。活性ビタミンD血中濃度は高値を示した。服薬を中止し、一二日後にビスフォスフォネート（骨のカルシウム放出を抑制して血中カルシウムを下げる）を点滴した。食欲が回復し、食事量もアップした。以後次女から認知症薬に関する要求はなくなり、食欲の維持に協力が得られるようになった。八五歳、HDS-R9／30 MMSE12／30。記銘力低下を自覚していて、「わたしだめね」の言葉あり。周囲への配慮もあり、冗談を交わしている。精神面安定。長女が付き添って某院神経内科に定期受診した際、「ドネペジル、メマンチンの副作用の件は聞いていない」と話し、担当医からその旨の報告あり。本人に話したところ、「長女はほとんど見舞いに来ないから、分かっていない」と指摘あり。以後、発症後一〇年を経て、八七歳まで、三回の誤嚥性肺炎、胸椎圧迫骨折、右膝関節捻挫、仙骨部褥瘡のほかは、大過なく過ごしていて、日常生活動作、意思疎通も良好、大人しい感じの精神状態が保たれている。MRIでは、辺縁系の萎縮（海馬や内嗅領皮質の萎縮の程度を表す指標：VSRAD＝4.22>3）があるが、迂回回を含む前額断撮影は為されてない。

図 24　嗜銀顆粒性認知症の進行度分類

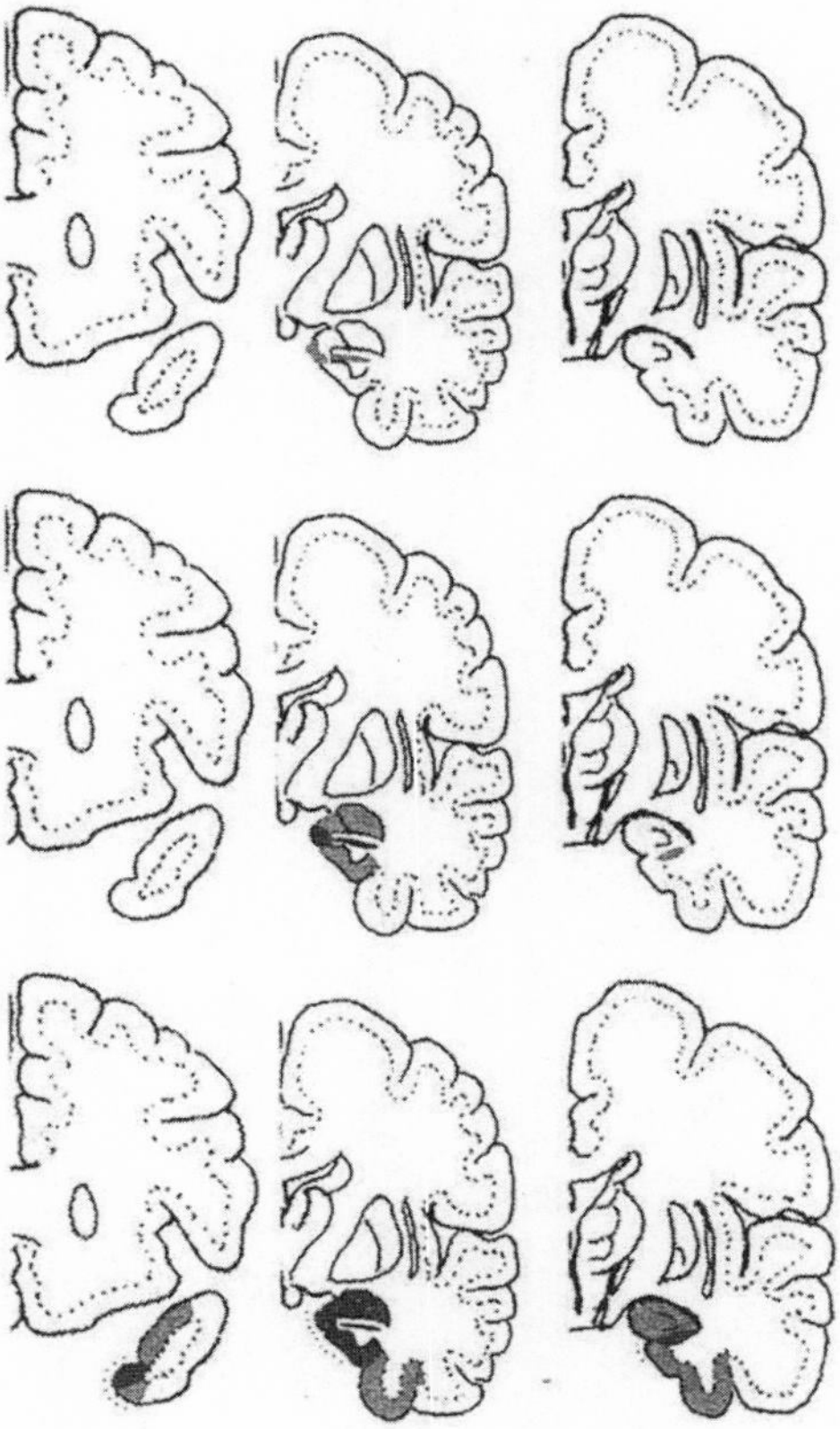

Ⅰ
迂回回ステージ

Ⅱ
側頭葉ステージ

Ⅲ
前頭葉ステージ

嗜銀顆粒はⅠからⅢの順に広がり、Ⅲの段階では認知症を来す。Ⅲでも大脳新皮質の嗜銀顆粒は少なく記憶障害はあるものの日常生活ができる。

（斎藤祐子　老年精神医学誌　2015, 26: 891-899. より）

嗜銀顆粒性認知症は一九八七年ブラーク夫妻により初めて報告されました。二六六一人の剖検統計からはアルツハイマー認知症に近い頻度が予測されています。高齢者を主とする東京都健康長寿医療センターの剖検例では、ほぼ半数の症例に嗜銀顆粒を認めます。**初期の記銘障害、見当識障害（時間空間の認識ができない）と辺縁系萎縮の画像所見もアルツハイマー認知症と同じ**なので、しばしば誤診されます。しかし**進行は緩徐で、人格も保たれる点がはっきり異なります**。この病気を特徴付ける嗜銀顆粒はリン酸化タウ（4リピートタウ4R）で構成され、辺縁系（内嗅領皮質、移行嗅内皮質、海馬、扁桃核、迂回回：脳の底面にある）の神経細胞樹状突起とオリゴデンドロサイト（グリア細胞の一種）に沈着し、限定的に細胞骨格の萎縮を来します。しかしアルツハイマー認知症のような神経細胞層状脱落はみられません。

形態学的進行度から三つのステージに分けています（図24）。最も重症のステージでは七割に認知症がありますが、二割は軽度認知障害MCI（日常生活には差し支えない）にとどまり、病歴に認知症の記載がない場合もしばしば認められます。既往に精神疾患、自殺企図、うつがみられることがあります。優位半球（右利きの人では左半球）が侵されると有症状となります。記憶障害、見当識障害は高度でも、人柄は保たれ、大人しい感じで終始するのが特徴ですが、扁桃核が侵されて怒りっぽくなる例もあります。**大脳新皮質が末期まで比較的保たれる**

ため日常生活に差し支えなく、意思疎通も障害されません。進行が緩やかなので、この病気が直接死因とはなりにくいのです。またアルツハイマー認知症にみられる神経伝達物質のアセチルコリン欠乏やグルタミン酸の過剰がないため、ドネペジル、メマンチンなど、抗認知症薬の副作用が出やすくなります。

認知症医療の第一人者で、診断に使われる長谷川式簡易知能評価法ＨＤＳ‐Ｒを考案された長谷川和夫先生は自ら嗜銀顆粒性認知症に罹られたことを最近公表されました。公表したのは、正しい知識と、認知症への接し方を、皆さんに知ってもらいたかったからと述べておられます。新聞には、自らの物忘れ、失見当識に基づく迷い子、転倒、骨折の経験、日常の観察から望ましい認知症の人への接し方、社会に対する要望などを連載されています。嗜銀顆粒性認知症では、比較的に大脳新皮質が保たれるので（図23、24）、長谷川先生のような活動が可能であったり、また本症例のように発病後一〇年経っても、周囲と冗談が通じるほどで、アルツハイマー認知症とは経過が異なります。

■プリオン病

プリオン病は異常プリオン蛋白が原因で起こる認知症です。プリオン病には、クロイツフェルド・ヤコブ病（Creutzfeld-Jacob Disease ＣＪＤ）、伝染性海綿状脳症（ＢＳＥ）、クールー病などがあります。ここではクロイツフェルド・ヤコブ病の症例を紹介します。

クロイツフェルド・ヤコブ病

【症例】

四八歳　女性

既往歴：高血圧、IgA腎症、帝王切開。二二歳交通事故で顔面裂傷を負う。輸血したかもしれない。海外渡航歴：八歳、グアム、二三歳、米国西海岸、その後ハワイ、グアムに十数回。

現病歴：一五ヶ月前、自分がとっさに何をしているかわからなくなった。一ヶ月後、方向転換する時、自分が何処にいるかわからなくなる。遠近感が狂い、物の認識ができない。視力は普通だった。書字やメールするのが困難になる。焼き魚を焦がしたまま食卓に出した。方向感覚がなくなり、運転を止めた。さらに一ヶ月後、洗濯物が片づけられなくなる。話しかけられても、ゆっくりとしか答えられない。他院神経内科へ入院し、MRIを撮った。髄液は異常プリオン蛋白陽性。孤発性sCJDの診断を受けた。半年前から、食事量が低下した。誤嚥性肺炎で入院した。この時会話は不能で、驚愕反射（刺激で色々な運動を反射的に起こす）、骨格筋の不随意運動が認められた。四ヶ月前から無動無言状態。徐脈、心停止で死亡。全経過一五ヶ月。

神経病理診断：孤発性クロイツフェルト・ヤコブ病（sCJD）

大脳皮質、辺縁系、基底核、視床、小脳、脳幹、上部頸髄の樹状突起とシナプスにプリオン蛋白沈着、空胞化、および線維性グリア細胞の増殖を見る。大脳皮質全層で、樹状突起空胞化、神経細胞脱落、アストロサイト増生をみる。

プリオン病はクロイツフェルト・ヤコブ病だけではなく、動物で七種類、ヒトで九種類あるのが知られています。ヒトの孤発性クロイツフェルト・ヤコブ病（sCJD）はヒトプリオン病のなかでは最も多く八〇％を占め、全世界で年間、人口一〇〇万当たり一～二例の頻度で発生します。性差はなく、五五～七五歳に最も多いのですが、二〇歳以下、九〇歳以上の発病も報告されています。臨床症状は**急速に進行する認知症**、**小脳性失調**、**視力障害**、**言語障害**、**歩行障害**が特徴です。認知症は最も代表的な症状で、その後に筋肉の異常収縮が続きます。錐体路、錐体外路障害症状は、反射の亢進、振戦（震え）、痙縮（手足のつっぱり）、筋強剛（筋肉が緊張している）の形で現れ、**行動障害**や**精神的興奮**も見られます。末期では大多数が無言無動状態に陥ります。大脳皮質神経細胞の異常興奮を示す特徴的脳波・周期性同期性放電ＰＳＤがほぼ全例に見られ、脳ＭＲＩはほぼ半数で脳の萎縮、異常な水の分布を示す画像を基底核、大脳、小脳に認めます。病理所見では、海綿状変性、異常プリオン蛋白の沈着が特徴で、老人斑も五〜一〇％に認められます。孤発性クロイツフェルト・ヤコブ病は、臨床経過、生物学的特性、特徴的脳波所見、病理所見から、①孤発性クロイツフェルト・ヤコブ病CJDが考えられる、②かなり確か、③確定、の三段階に分けています。

①CJDが考えられる　は、筋異常収縮、小脳症状か視力障害、錐体路症状または錐体外路症状、全経過二年以内。

②CJDがかなり確か　は、一に加えて特徴的な脳波所見、髄液にプリオン蛋白に特異的な14－3－3蛋白を認める症例です。

③CJDが確定　は、脳に海綿状変性、または異常プリオン蛋白を認める例です。

孤発性クロイツフェルト・ヤコブ病を発症する確率や臨床経過、病悩期間は遺伝子*PRNP*の遺伝子多型（遺伝子DNAのCTAGのいくつかが変わり、作用の微妙に異なる蛋白質が生じる現象）により大きな違いがあることが指摘されています。

ヒトでは孤発性クロイツフェルト・ヤコブ病のほか、脳外科で感染したヒト硬膜を使用したり、ヒト成長ホルモンをヒト脳下垂体から抽出して治療に使用したり、感染者の角膜移植で発生した感染性クロイツフェルト・ヤコブ病（iCJD）が起こっています。しかし感染源となる組織の使用を止めてからは、根絶されています。

伝染性海綿状脳症ＢＳＥ

動物のプリオン病で有名なのは、牛、羊や山羊に見られる伝染性海綿状脳症ＢＳＥです。英国では、本病で亡くなった牛の骨粉を飼料にしていたため、狂牛病で多数の牛が死亡し、食肉業界で問題となり、次いで感染した牛の脳や脊髄を人が食べる習慣から、クロイツフェルト・ヤコブ病ｖCJDが発生しています。

クールー病

プリオン病の一つ、クールー病は、すりつぶしたヒト脳をチンパンジーの脳に注射して発病することが初めて証明された、つまり「**プリオン病は感染症である**」ことが実証された病気です。

パプアニューギニア東部高地に住み、フォレ語を話す部族は、死んだ人を敬い、喪に服する行事として故人の身体を食べる習慣がありました。女性や子どもは脳や内臓を食し、男性は筋肉を食べる傾向がありました。クールー病が猖獗《しょうけつ》を極めた時期では、人口の一～二％が犠牲になり、ある村では成人女性が一人もいなくなりました。

西欧医学がクールー病を認識したのは一九五〇年代で、その後オーストラリア政府が食人の習慣を禁止してからは、発病は減り続けています。禁止令が出される前に感染し、未だに発病する人が出ていますので、潜伏期間は五〇年以上にも及びます。クールー病はフォレ族にたいへん強力な自然選択圧を加えたので、クールー病に抵抗性のある*PRNP*遺伝子が、最盛期を凌いで生き残った人たちに認められます。

クールー病の臨床経過は歩行できる初期、歩行ができない中期、一人では立ち上がれない末期、の三期に分けられます。前兆には、頭痛、関節痛があり、発病すると小脳失調、振戦、舞踏病が現れます。なかでも振戦は「クールー」の語源になっています。

クールー病では、認知症が一部の患者に見られますが、それは末期だけに現れます。大脳皮質には海綿化、神経細胞脱落、線維性グリアの増殖、および異常プリオン蛋白 PrP^{SC} が見られます。しかし臨床経過、潜伏期間、リンパ球が浸潤する脳の病理所見は、孤発性クロイツフェルト・ヤコブ病（sCJD）や伝染性海綿状脳症ＢＳＥとは異なり、クールー病はパプアニューギニアという地域の独自性が病気の背景にあると結論されています。

プリオン蛋白

プリオン蛋白 PrP^{C} は、健康な人の神経細胞表面にある糖蛋白質の一つで、三次元構造が変わることにより、異常プリオン蛋白となり、それが伝染してプリオン病を起こしてきます。プリオン蛋白は、アルツハイマー認知症などの変性疾患（不明の原因による神経細胞の死）の機序を解明し、その対策を考える上でも参考になるので、現在までの知見を記します。プリオン蛋白PrP^{C}は、軸索ミエリンの代謝、神経細胞の増殖、分化、細胞相互の接着、細胞形態の制御に関わっています。さらにプリオン蛋白は日内変動、糖代謝、免疫、細胞内への鉄の取り込みと関係が深いことが分かっています。プリオン病では、正常なプリオン蛋白の機能が失われるばかりでなく、異常プリオン蛋白は三次元構造が正常プリオンと異なり、それが原型となって次々と隣接する細胞や他の個体へ異常プリオン蛋白PrP^{SC}が伝染します。

プリオン蛋白、異常プリオン蛋白は共に同じ*PRNP*遺伝子から転写、翻訳されて生じ、アミノ酸配列は全く同じです。しかし折りたたまれた三次構造を見ると、正常プリオン蛋白はα螺旋体が多く、一方異常プリオン蛋白は板状になっています。この違いのため、正常プリオン蛋白が蛋白分解酵素によって容易に可溶化されて分解されるのに対し、異常プリオン蛋白は分解されにくく蓄積しやすいのです。

■ＨＩＶ脳炎による認知症

後天性免疫不全症候群ＡＩＤＳではＨＩＶ（Human Immunodeficiency Virus）が神経系を侵すと認知症が起こることがあります。ＲＮＡウイルスであるＨＩＶは逆転写酵素によりＤＮ

Aに変換されて増殖し、リンパ球を破壊し、免疫不全を来します。強力な抗ウイルス薬による治療HAARTで、CD4リンパ球の破壊は止まりますが、ウイルス自体はなくなることはなく、治療を怠ったりすると、免疫不全が悪化、大脳白質、辺縁系にウイルス脳炎を起こし、運動失調、意欲の喪失、行動異常や認知症を呈してきます。HAARTを導入すると大部分の症例は改善をみます。

後天性免疫不全症候群エイズ

後天性免疫不全症候群エイズはHuman Immunodeficiency Virus HIVにより起こり、末期には重度の認知症を呈します。二〇一六年の時点でHIVに罹っている人は、WHO世界保健機関によれば、全世界で三六七〇万人、一九八一年に本症が発見されてから死亡した人は三五〇〇万人に上ります。HIV感染者の国別内訳は北米・西ヨーロッパ諸国二百十万人、東ヨーロッパ・中央アジア一六〇万人、中央から南アフリカ二五五〇万人、アジア大洋州五一〇万人、うち日本一四三四人となっています。

最初のエイズ患者は一九八一年米国で同性愛、薬物静注乱用者にカリニ肺炎とカポジ肉腫を伴い、免疫不全症候群を呈する症例として報告されています。次いで血友病で治療のため輸血を受けている患者に本症が起こることが報告されます。一九八三年フランス、次いで翌年米国で病原体・エイズウイルスが発見されます。一九八六年このウイルスはＨＩＶと命名され、先進国以上にサハラ砂漠以南のアフリカで広範に感染が起こっていることが判明します。エイズは**免疫が崩壊することから極めて予後不良**で、治療がないまま患者は死を待つのみでした。

ＨＩＶウイルスの増殖

ＲＮＡウイルスであるＨＩＶ（－ＲＮＡ）は皮膚・粘膜の小さな傷から体内へ侵入します。次にＣＤ４糖蛋白質を細胞表面に持つリンパ球（ＣＤ４と略称）に接着・侵入します。ＨＩＶ－**ＲＮＡ**は、微小管輸送により核に到達し、自身の**逆転写酵素**によりＨＩＶ－**ＤＮＡ**となってＣＤ４の核内に侵入し、核ＤＮＡに組み込まれ、転写によりＲＮＡが作られる過程を利用してコピーＨＩＶ－ＲＮＡを多数生じさせます。増殖したＨＩＶ－ＲＮＡは核外、次いでＣＤ４リンパ球の外に出ます。一方ＣＤ４リンパ球自身のＤＮＡはＨＩＶ－ＤＮＡが組み込まれた**変異ＤＮＡ**になっているため、蛋白合成に異変を来し、**ＣＤ４リンパ球は死滅**します。ＣＤ４の数は免疫の指標として病状の進行や治療の効果判定に参考にされます。ＰＣＲ（微量のＤＮＡを測定する方法）で測定したＨＩＶウイルスの数は治療が成功していても持続的に血中に認められるので一旦ＨＩＶに感染した人は終生、経過を追跡する必要があります。

ＨＩＶ感染は性行為、同性愛者、薬物静注乱用、針事故、母子感染、ＨＩＶが発見され献血から除かれる以前の輸血によるものなどがあります。病期は急性期、無症候性キャリアー期、エイズ期の三つに分けられます。急性期は感染後二～四週にわたり、CD４リンパ球が急速に破壊され、発熱、のどの痛み、倦怠感、下痢、筋肉痛、皮膚の発疹などを認めます。無症候性キャリアー期は数年から十年で、HIV増殖、CD４減少、免疫能低下がみられ、寝汗、下痢、るいそう、帯状疱疹、口腔カンジダ症、軽度認知障害などを認めます。エイズ期では、サイトメガロウイルスなどの日和見感染（免疫低下で通常罹らないウイルスなどに感染する現象）、悪性腫瘍、HIV脳炎などで死亡します。

HIV脳炎関連認知障害 HIV Associated Neurocognitive Disorders HAND

HIV感染・無症候期によく調べてみると軽度認知障害MCIが認められます。その後病状が進行すると運動障害、行動障害、注意力低下、失調症、震え、表情の消失、無欲状態、無言症、失禁、四肢麻痺、関節の拘縮、高度の痴呆を呈します。

逆転写酵素阻害薬がエイズ治療薬として登場する前は、HIV脳炎はエイズの二〇～三〇％にみられました。病理所見では基底核、大脳深部皮質、内包（大脳皮質から脊髄に至る神経線維束）に感染した単球、ミクログリアを認め、白質の粗鬆化、脱髄（神経線維ミエリン髄鞘の消失）がみられます。大脳深部皮質の病変は多系統萎縮症のようなパターンでした。

一方、逆転写酵素阻害薬で治療が行われるようになった時代の脳の病理では変性疾患にみるような系統的変化がない、つまり「**特異性を欠くことが特徴**」です。グリア細胞結節、多核巨細胞、マクロファージ、アストロサイト、炎症性変化、ニューロンの変化、白質の変化、脳血管関門などが、ＨＩＶ‐ＲＮＡ、ＨＩＶ‐ＤＮＡとの関連で検討されていますが、臨床症状と関連づける結果が得られていません。

逆転写酵素阻害薬の開発とその普及

ＨＩＶは**逆転写酵素活性**を持つので、**本酵素を阻害する治療薬**にターゲットが絞られました。最初、ヘルペスウイルスのＤＮＡに組み込まれることによりＤＮＡ合成を阻害するアシクロビルの類縁薬・ＺＤＶが開発され、一九八七年市販されます。ＺＤＶでは開発から認可までにかかった時間は異例の短時日でした。これは米国でそれまでに組織されていたゲイ解放活動団体が製薬会社、政府機関に強い圧力を加えたからです。

ＺＤＶは極めて有効でしたが、ＤＮＡウイルスと違って**変異しやすいＲＮＡウイルス**の性質から耐性が生じ易く、効果は長続きしませんでした。次にＺＤＶに続く逆転写酵素阻害薬・ｄｄＩ、ｄｄＣ、およびＨＩＶ‐ＲＮＡにしたがって起こる蛋白質生成を阻害する蛋白分解酵素阻害薬・ＰＩが開発されます。一九九六年上記の薬物三者を組み合わせたHAART Highly

Active Antiretroviral Therapy が紹介され、耐性の問題は緩和します。この間、PCR法が普及し、微量のウイルスを測定できるようになった結果、ウイルスの体内動態や薬物の効果を追跡できるようになったことも、治療成績の向上につながり、死亡率は激減しました。

高価なHAARTは高所得者、先進国、およびブラジルにも普及しましたが、発展途上国、とくに感染が猖獗《しょうけつ》を極め、地方の村々が消滅の危機に直面していたサハラ砂漠以南のアフリカ諸国には恩恵が行き渡りませんでした。国連は二〇〇〇年、南アフリカ・ダーバンで第八回国際エイズカンファレンスを開催し、国連エイズ連合および五つの製薬会社との会合の席を設け、最貧国向けに抗ウイルス薬を低価格で供給するよう取り決めます（AAI, Accelerating Access Initiative)。その後、メルク財団、ビル・メリンダ・ゲイツ財団から寄付が寄せられ、WHO 世界保健機関は、二〇〇三年から三百万の人に二〇〇五年までに抗ウイルス薬を提供する'3 by 5'運動を企画します。ほぼ同じ時期に世界銀行および米国クリントン大統領のエイズ非常事態救済計画からも援助がありました。この結果、発展途上国において二〇〇二年と二〇一二年とを比べると、抗ウイルス薬を服用していた人数は三十万人から九百万七千人へ、サハラ砂漠以南では五万人から七百万五千人に増加したのです。

抗ウイルス薬後発品の分野に多数の企業が参入するなか、タイとブラジルでは製造許可の際、後発品の製造を認可の条件とし、また米国クリントン政権は国内での後発品の製造量に不足がないよう条件を設けています。ちなみに二〇一〇年にはＨＡＡＲＴの価格はそれまでと比べて半分に低下しています。

二〇〇三年から二〇〇七年にかけてＨＩＶの融合阻害薬・Ｔ２０、ＨＩＶが最初ＣＤ４に結合し、次にＣＤ４の周りにあるＣＣＲ５に結合するのを阻害するＣＣＲ５阻害薬・maraviroc、ＣＤ４のＤＮＡへのＨＩＶ-ＤＮＡ取り込みを阻害するインテグラーゼ阻害薬・raltegravirが抗ウイルス薬として加わります。これらにより、ＨＩＶ感染症の予後は非常に改善しています。製薬会社にとってエイズのマーケットは十分な利益を期待できることから、その後も新薬の開発が進んでいます。

■進行麻痺による認知症

神経梅毒はトレポネーマ・パリドウムに感染し、治療を受けない人の二五～四〇％に起こってきます。末期に起こる進行麻痺は、一九〇〇年前後にはドイツの精神病院入院患者の約三分の一を占め、平均罹病期間は三～四年でした。当時、進行麻痺は遺伝やアルコールが原因とされていましたが、アルツハイマー博士は進行麻痺が先天性梅毒と同じ病理所見を呈することから、進行麻痺は梅毒による病気と考えていたのです。トレポネーマ・パリドウムが一九〇五年病原菌であることが発見される前、アルツハイマー博士は一八八八年から一九〇三年までの間、進行麻痺の病歴と解剖所見について三二〇体で精細な観察をしています。彼は進行麻痺における精神の崩壊、記憶障害、判断力の喪失、感情の障害、人格の崩壊、自己を見つめる観察力の喪失、骨格筋の振戦（震え）を記載し、それらの症状は病理組織学でみられる大脳皮質および脊髄の変性と関係づけ、進行麻痺が明らかに単一の疾患であると結論しています。この論文は神経病理学が近代精神医学のいしずえを築いたとして高く評価されています。

今日、進行麻痺に基づく認知症は血液、髄液の梅毒反応陽性とＭＲＩで辺縁系が侵されている所見で容易に診断でき、ペニシリンで治療できます。また進行麻痺の脳では、アルツハイマー認知症と同じく、**老人斑や神経原線維変化の存在が確認でき、梅毒という感染症がそれらの成因であること**を示します。

今日では抗生剤が普及し、神経梅毒は激減しています。しかし先進国でもエイズの流行とともに、性感染症としての梅毒は再流行の兆しがあります。その場合、神経梅毒として、抗生剤以前と以後の病像に差があるかどうかは、臨床上問題となります。答えは、進行麻痺の病像に差はありませんが、脊髄癆《せきずいろう》（脊髄後根、後索が侵され、下肢の電撃性疼痛、失調性歩行が起こる）が少ないことと、エイズとの合併の二点がアルツハイマー博士の時代と異なると報告されています。

二　自己免疫による認知症

次に比較的稀だが治すことができる自己免疫病（ヒトの免疫系が自分の組織を異物と誤って認識し、自分の組織に対する抗体を作って攻撃する結果起こります。このときできる抗体を自己抗体といいます）による認知症を紹介しましょう。

■橋本甲状腺炎による認知症

橋本甲状腺炎は甲状腺のサイログロブリン（甲状腺で合成される糖蛋白質で、甲状腺ホルモンに変換される）とペロキシダーゼ（活性酸素を中和する）への自己抗体による慢性甲状腺炎で、甲状腺機能低下症の原因の中では最多を占めます。リンパ球浸潤はＴリンパ球とＢリンパ球が半々です。

橋本甲状腺炎は時に辺縁系脳炎を伴うことがあります。αエノラーゼは解糖系（ブドウ糖を分解してＡＴＰを作る）にある酵素ですが、細胞膜表面にも発現し、ストレスや癌の転移に関係することが分かって来ました。αエノラーゼアミノ酸端末に対する抗体は、橋本甲状腺炎にみられる辺縁系脳炎の診断に有用です。一四例の報告は、平均年齢六一・五歳、男性優位で、臨床症状は、多い方から意識障害、記憶障害、精神症状、けいれんの順でした。これらの症状は急性、亜急性の発病の仕方で変動が認められます。何れの場合でも免疫療法で治癒します。

■傍腫瘍症候群

傍腫瘍症候群とは、腫瘍が分泌する自己抗体が、側頭葉内側・辺縁系に作用し、損傷を加え、認知症が発生する症候群をいいます。腫瘍が分泌する自己抗体はＮＭＤＡ受容体（シナプスに存在し、グルタミン酸を受け取ってカルシウムチャンネルを開放し、細胞外カルシウムを細胞内に流入させる）をターゲットとします。亜急性の認知症、けいれん発作、人格の変化を呈します。ＭＲＩでは側頭葉内側に異常が認められ、副腎皮質ステロイド処方や腫瘍の切除で軽快します。

■イオンチャンネル・受容体自己抗体による認知症

自己免疫に基づく認知症は、従来傍腫瘍症候群のみと思われてきましたが、ここ一〇年余りの間、傍腫瘍症候群以外に、神経細胞表面にあるイオンチャンネルや受容体に対する抗体による認知症が多く報告されるようになりました。ＶＧＫＣ（電位依存性カリウム透過チャンネル）複合体に対する自己抗体脳炎では、低ナトリウム血症をしばしば合併し、ステロイド、血漿交換、免疫グロブリン静注により軽快します。さらにＶＧＫＣ複合体に対する抗体の中で、

LGI−一（ロイシングリオーマ不活化一蛋白質）抗体が検出される患者は、辺縁系脳炎発症前に顔面や上肢のけいれんを呈することがあります。

NMDA受容体に対する自己抗体病は最初、卵巣奇形腫に、重度の脳炎、精神異常、運動障害、自律神経症状を示した若い女性で報告されました。本症は小児と青少年層では、あらゆるウイルス性脳炎より多く見られ、一八歳以下ではおよそ四〇％、五〇歳以下をとっても多数に上ります。本症は通常、認知症、けいれんを伴う精神異常、行動異常で始まり、自律神経不安定症、意識障害へと進行します。画像診断では大部分で異常がなく、髄液ではリンパ球は軽度の増加ぐらいですが、免疫グロブリンの増加が六割にみられます。脳波は大部分で脳炎を示すデルタ波が著明のうえ、振幅の大きいけいれん波を示します。治療は辺縁系脳炎に準じますが、時に免疫抑制剤の追加を要します。本症はNMDA受容体刺激薬であるフェンサイクリジンやケタミンで起こる、精神身体症状、ステレオタイプの動作、自律神経不安定、けいれんに似ているところがあります。

生体内、試験管内ともにNMDA受容体抗体を投与すると、海馬のNMDA受容体の発現を減少させることが認められています。患者さんの髄液を集めて動物の脳室内に一四日間注入すると認知能が劣化し、うつ症状がみられ、海馬のNMDA受容体発現が減少します。

本症に罹患したあと「単純ヘルペスウイルスに感染」すると、再発することがあるので、感染症と自己免疫の間には密接な関係があることがわかります（成人ＨＳＶヘルペス脳炎の項107頁参照）。

■脳に起こる炎症と脳内免疫

ミクログリアの役割、Tリンパ球との関係

中枢神経系には脳血管関門があって、流血中のリンパ球は脳の中には入れなくなっています。ミクログリアは卵黄嚢に由来し、胎生期五週前後に中枢神経系に入り込み、脳の発生成長では、補体とともに樹状突起・シナプスの刈り込み pruning に関わります。

脳には他の臓器と異なり、抗原（異物）を取り込み、細胞表面に提示し、免疫を活性化させる抗原提示細胞がありません。代わりに髄液中にはCD4 Tリンパ球（骨髄で生まれ、胸腺で成熟し、細胞表面抗原CD4を持つリンパ球）があり、抗原提示の役目を担っています。CD4 Tリンパ球は、脈絡膜（脳室にあって血液から髄液を分泌する）や髄膜の静脈から髄液中に入り、前頭骨鼻部の篩骨《しこつ》板経由で頸部リンパ節へ出て行きます。

CD4 Tリンパ球は、CD8陽性Tリンパ球に抗原を提示し、抗原に感染した細胞を破壊するのを助ける役目をしています。脳血液関門が何らかの原因で壊れるとBリンパ球（骨髄由来で、脾臓に移動し、細胞表面に免疫グロブリンを発現させている）が流血中から脳内に流入

し、抗体を産生する免疫細胞に分化し、脳内で炎症が起こってきます。

■骨髄疾患による認知症

もう一つのミクログリアの働きは那須・ハコラ病（多発性嚢胞性膜性骨異形成と遺伝性白質脳症の組み合わせ）において骨髄系細胞受容体2・TREM2の働きで明らかにされました。この病気では、骨嚢胞に免疫異常が生じ、辺縁系のグリア細胞が攻撃されて辺縁系脳炎が起こり、認知症を呈します。

TREM2は遺伝性白質脳症の原因遺伝子であるばかりでなく、変異TREM2はアルツハイマー認知症や前頭側頭型認知症においても認められ、免疫や炎症が認知症発病の機序であることを強く示唆します。

■海馬硬化症による認知症

海馬硬化症 Hippocampal Sclerosis HSは若年者では一〇歳前後で発症し、けいれん発作を伴うことが特徴です。薬物治療が困難な場合は、HMさん（43頁）のように、海馬を外科的に切除することで、けいれん発作が消滅ないし軽減することが知られています。最初の海馬硬化症の記録は一八二五年にされています。原因は多様で感染症、遺伝的素因、炎症、脳の発生異常などがあり、病理所見は海馬CA1、CA4（図14、15参照）の神経細胞脱落、苔状に発芽したシナプスなどがみられます。

一方高齢者に起こる海馬硬化症は八五歳ぐらいから増加し、百寿者では一割近くの頻度に上ります。病理所見は海馬の神経細胞脱落、線維性グリア細胞の増殖が特徴で、若年に起こる海馬硬化症とはTDP-43（207頁参照）が陽性と出ることが異なります。若年に始まる海馬硬化症HSと区別するため、高齢者に起こる海馬硬化症をHS-Ageingともいいます。

アルツハイマー認知症の章で紹介したReligious Order StudyとRush Memory Aging Project（76頁）からの高齢者剖検例で海馬硬化症HS-Ageingが確定した八三例（九〇・九±六・〇歳、教育歴一六・〇±三・六年）の報告では、認知症を七九・〇%に、軽度認知障害MCIを一二・八%に認め、MMSEスコアは13・8±8.9で、アルツハイマー認知症の合併を七八・二%と高率に認めました。一方年齢、教育歴をマッチさせた海馬硬化症HS-Ageingがない対照五五三例では認知症を四〇・三%に、軽度認知障害MCIは二九・二%に認め、MMSE21・3±8.9で、アルツハイマー認知症の合併も三五・七%に認めています。この報告は、海馬硬化症HS-Ageing、対照例とも高率にアルツハイマー認知症を伴っていますが、海馬硬化症HS-Ageingの認知症は、単独のアルツハイマー認知症に比して、エピソード記憶障害、喚語の遅延、視空間の認知障害が目立つのが特徴でした。

正常圧水頭症による認知症

正常圧水頭症Normal Pressure Hydrocephalus ＮＰＨは脳脊髄液の異常な動態により起こり、脳室が拡大してしまう症候群で、高齢者に多く起こり、**シャント術（側脳室から腹腔へ髄液を導く管を設ける手術）**が有効なことが特徴です。症状は**歩行障害、認知症、排尿障害**の順で現れることが多く、徐々に進行します。病理学的にはクモ膜の肥厚、炎症性変化、アルツハイマー認知症の所見などが見られますが、特異的な病因を示唆するわけでもなく、またシャント術の有効性との関連もあまりありません。

歩行障害は歩幅の減少、足がよく上がらない、外股で歩く、歩行速度の低下、不安定な歩行、方向転換時に特にすくみ足（歩き出す時、第一歩をなかなか踏み出せない）が顕著となるなどの特徴があり、パーキンソン病の歩行障害に似るところがあります。しかし号令や目印となる線による歩行の改善効果が少ない点はパーキンソン病とは異なります。

認知症としては、同程度のアルツハイマー認知症に比して、注意、思考、作業速度の遅延、言葉の想起障害が目立ち、ＭＲＩでクモ膜下腔の不均等な拡大を認めるので、アルツハイマー認知症の脳萎縮とは異なることから鑑別は容易です。

検査には髄液排除試験があり、髄液を短期間排除するタップテストと、長期間排除するドレナージテストがあり、髄液排除で臨床症状が改善するかどうかで判断します。正常圧水頭症の診断が確定すればシャント術になりますが、併存するアルツハイマー認知症、レビー小体認知症、血管性認知症があれば、効果は減弱します。

三　基底核・小脳の病気で起こる認知症と血管性認知症

■レビー小体認知症

【症例】レビー小体認知症（Lewy Body Disease LBD）

九三歳　女性

八五歳、身体がふらふらする。字がうまく書けない。神経内科受診。頸部前後方向に歯車様に硬い。油っぽく、仮面様顔貌（能面のようなのっぺりした顔つき）を示した。パーキンソン病の診断を受ける。抗パーキンソン病薬の服用を開始した。八七歳、抑うつ、不安、幻視、ハンガーに洋服がかかっているのを見て「人がいる」ＭＭＳＥ13／30。八八歳、頸部は全方向で歯車様に硬い。杖歩行となる。尻もちで腰椎圧迫骨折を起こした。日中から眠っている。二回の誤嚥性肺炎。亜腸閉塞を経て寝たきりとなった。四肢の拘縮（関節が固まって動かない）。指示に従えない。九〇歳、三回目の誤嚥性肺炎に罹患。九一歳、四回目の誤嚥性肺炎に罹患。診察には拒否的で、仮面様顔貌を呈している。頸部は全方向に固まっている。手は固く握り、膝関節は屈曲位拘縮の状態。嚥下障害あり。五回目の誤嚥性肺炎を経て、胃ろう造設術を受ける。九三歳、胸部大動脈瘤破裂、緊急ステントグラフト挿入術を受ける。術後、肺炎と縦隔炎で死亡。全経過八年。

神経病理診断：レビー小体認知症

脳重一一四〇g　肉眼的に黒質メラニンの消失、青斑核は高度萎縮、後方脳室拡大（脳室周囲の萎縮による）、扁桃核、海馬の萎縮、海馬支脚の変性を認める。組織所見では、末梢神経系（心臓、食道、皮膚）および中枢神経系（脊髄、脳幹、基底核、辺縁系）にレビー小体とαシヌクレインが陽性反応を示す。移行嗅内皮質の樹状突起は消失していた。

レビー小体の中に凝集している**αシヌクレイン**はアミロイドと近縁の蛋白質です。元来、樹状突起・シナプスに存在し、安定な四量体４Rを形成し、生理的な情報伝達に関わっています。レビー小体病、パーキンソン病、多系統萎縮症では共通してαシヌクレインが不溶性の原線維を形成するので、これらの病気を**シヌクレイノパチー**と呼んでいます。

レビー小体認知症は**進行性の認知障害と幻視、パーキンソン病の症状**を示す認知症です。記憶障害は記銘、保持に比べて想起の障害が目立ち、早期から注意力の欠如、立体的な認識の障害、失行（食事や書字など目的にあった動作ができない）、構成障害（道具をうまく使えない）を伴う特徴があります。臨床診断基準では中核症状として、**動揺する認知能、幻視、パーキンソン症候群の三点**が挙げられています。動揺する認知能は初期に目立ち、比較的急に起こり、数分から数時間、数週から数ヶ月に及ぶこともあります。繰り返し起こる幻視は具体的、詳細で、生々しいのが特徴です。洋服が掛かっているのを人がいると思ったり、壁のしみが顔に見え、一度そう思うとどうしても人間の顔に見えてしまうなどです。パーキンソン病の症状は半数近くまで認められます。進行すると姿勢反射障害（筋肉を適度に調節して一定の姿勢を保つ反射）、歩行障害から転倒し易くなります。認知症が先行する皮質型レビー小体病では動きが少なくなり、筋肉が固くなるだけで、振戦（震え）は末期まで欠くこともあります。さらにレビー小体認知症を支持する症状としては、**繰り返される失神、一過性の意識障害**があります。これは脳幹や自律神経系の病変による迷走神経（内臓を支配する神経）反射障害によって起こります。**うつ**はアルツハイマー認知症より多く、レビー小体認知症と診断される前から続いていることがあります。

ＭＲＩでは、アルツハイマー認知症より辺縁系の萎縮が軽い傾向があります。ＳＰＥＣＴ（単光子放射ＣＴ）では後頭葉一次視覚野の血流低下が特徴です。ＭＩＢＧ（臓器の交感神経活性を測る）シンチグラムでは心筋の取り込み低下があります。

レビー小体認知症の経過はアルツハイマー認知症に比べて**多様**で、前駆期、初期、中期、後期の四つに分けられます。前駆期はうつ、嗅覚異常、便秘、**レム睡眠、**異常な行動、せん妄が見られます。初期は認知症、注意障害、構成障害（道具をうまく使えない）、立体的認識の障害、失行（目的にあった動作ができない）が出現し、中期では、認知障害の動揺は初期に比べて目立たなくなり、幻視の自覚が失われ、幻視や妄想に基づいて、眼が覚めても夢の中にいるような行動が続くことがあります。後期はアルツハイマー認知症とほぼ同じで臥床状態になります。

レビー小体認知症の発症年齢は六〇～八〇歳代、平均病悩期間は三～七年ですが、幅が広く、ばらつきます。レビー小体認知症は**しばしばアルツハイマー病を合併**し、認知症は重度になります。うつを伴う場合はアルツハイマー認知症より、レビー小体病を考えます。

治療薬は、認知症にはドネペジル（アセチルコリン分解阻害薬）、メマンチン（ＮＭＤＡ受容体拮抗薬）、幻視には向精神薬クエチアピンを使います。糖尿病がある場合はクエチアピンの代わりにリスペリドンを処方します。

レビー小体認知症はパーキンソン病の症状を伴いやすく、両者が同時に発生することもあります。レビー小体認知症とパーキンソン病は共にシヌクレイノパチーに属し、前者は精神的表現型、後者は運動的表現型と見做す考え方があり、病因論からは合理的と思われます。

ここで両者に見られる認知症レビー小体認知症（ＬＢＤ）と認知症を伴うパーキンソン病（Parkinson's Disease Dementia ＰＤＤ）の脳における病変を詳細に検討しますと、両者は全く同じかといえば、そうでもないとの結論です。大脳皮質のαシヌクレイン沈着が軽度ないし中等度では両者ともに認知症は生前認められず、一方新皮質に加えて旧皮質である辺縁系にαシヌクレイン沈着が同程度沈着しているか、またはアルツハイマー認知症の病変が合併している場合は認知症が出現しています。他方、黒質と海馬ではレビー小体認知症ＬＢＤの方が病変の程度が強く、認知症を伴うパーキンソン病ＰＤＤでは、そうではありません。つまり、侵される脳の部位とその病変の強さにおいて、両者は多少異なり、これからも検討が必要と思われます。

コラム■レム睡眠

レム睡眠のレムとはRapid Eyeball Movementの頭文字を採ったもので、眼球が動いている睡眠を指します。睡眠が最も浅い状態で脳は覚醒しています。レビー小体病、パーキンソン病や脳幹部の腫瘍に見られます。視床への刺激、脊髄への刺激は遮断され、身体は動きがありませんが、眼球だけは急速に運動しています。レム睡眠では、脳が強い活動をしていて、夢を見ている時に起こっているので、直後に覚醒した場合、夢の内容を覚えていたり、その記憶による事実誤認の結果、問題行動を起こすことがあります。レム睡眠は哺乳類と鳥類にしか見られません。病気でない場合、大部分は原因不明です。

■パーキンソン病に伴う認知症

【症例】パーキンソン病に伴う認知症（Parkinson's Disease Dementia PDD）

八六歳　男性

和菓子職人として五〇歳まで働き、その後ホテルの庶務係を七五歳まで務めた。二〇一三年一月頃から小歩（歩幅が短い歩行）、突進歩行（前方へつんのめるような歩行）があり、転倒しやすくなった。歩行速度は遅かったが買い物には行っていた。二〇一四年二月、緩慢な動きと歩行障害で神経内科医を受診した。海馬の萎縮を指摘され、アルツハイマー認知症の診断でガランタミン（アセチルコリン分解阻害薬）を服用し始めた。九月頃までには、歩き始めると止まらなくなり、転倒することがあった。二〇一六年には腰が曲がるようになり、三月に健康長寿医療センターを受診した。「においがわからない」「寝言が大きい」の訴えがあった。八月五日から食欲不振があり、八月九日、臨床症状と画像所見からパーキンソン病と診断され、LDOPA内服を開始した。翌一〇日、二階まで上ったところ、脱力し、廊下でそのまま寝ているのを家人に発見され、救急入院となった。入院中に、本人と妻から以前から献体の意志があり、ブレインバンク登録と皮膚生検（組織を一部採取して調べる）の両者に同意をされた。眼球運動は垂直方向に制限あり、発声は小声で不明瞭、仮面様油性顔貌（能面のようなのっぺりした、油っぽい顔つき）、瞬目（まばたき）の減少、頸部と四肢は右に強い歯車様筋強剛（筋肉が固くなっている）あり、動きが少なく、姿勢を保つことが困難、前傾姿勢、小歩、すくみ足（歩き出す時、第一歩をなかなか踏み出せない）、前頭葉障害による原始反射、起立性低血圧、便秘症、嗅覚障害があった。頭部MRIでは側脳室下角を含めた脳室拡大、辺縁系の萎縮を認めた。他に両側基底核と右視床に陳旧性のラクナ梗塞を認めた。MIBG（臓器の交感神経活性を測る）心筋シンチグラムで取り込み低下があった。脳血流シンチグラムでは、血流低下はなく、進行性核上麻痺やアルツハイマー認知症の所見はなかった。入院後、LDOPAを増量し、動きは良くなったが、意欲や自発性に乏しく、リハビリにも消極的であった。経口摂取は半量程度まで改善した。一時尿路感染症、敗血症性ショックがあったが、抗生剤点滴で改善し、食事は粥食を全量摂取できるようになった。リハビリは見守り下で立位保持可能まで改善した。第六六病日に療養型病院へ転院した。次第に認知能低下、意欲の低下が進み、末梢静脈からの点滴を行った。徐々に衰弱が進み、二〇一七年二月に死亡した。全経過四年一ヶ月。

神経病理診断：パーキンソン病に伴う認知症・レビー小体病および右視床と左淡蒼球の陳旧性脳梗塞

脳重一一九六g。著明な黒質と青斑核の脱色素、扁桃核の萎縮、後方優位の海馬の萎縮、内嗅領皮質の萎縮を認めた。腹部、右上腕皮膚生検材料ではαシヌクレイン陽性であった。食道、左心室前壁脂肪組織、副腎、脊髄後根神経節、交感神経節、馬尾にレビー小体あるいはαシヌクレインを認めた。嗅球、嗅索、内嗅領皮質、基底核、辺縁系にグリオーシス、レビー小体を多数認め、新皮質にはレビー小体を少数認めた。パーキンソン病に伴う認知症相当であった。

パーキンソン病は人口一〇万人当たり一二〇人程度の有病率があり、変性疾患（不明の原因による神経細胞の死）のなかでは、アルツハイマー認知症に次ぐ高い頻度を示します。高齢ほど罹る確率が増えます。ほとんどの患者さんには遺伝性がありませんが、数％の割合で遺伝性の患者さんがいます。そのなかのいくつかは原因遺伝子が判明しています。

パーキンソン病は、ピネル（序章参照）の弟子シャルコーが書いた一八六八年の論文により、世の中に知られるようになりました。ピネルは、一六五六年、ルイ一四世により建てられたパリのサルペトリール病院で精神病者を鎖から解放するという、精神医学上の革命をもたらします。後を継いだシャルコーは、医師が病室へ行って診察する仕方を変えて、患者さんを診察室へ入れて観察しました。さらに剖検例を顕微鏡で観察することを始めます。シャルコーはフランス神経病理学の開祖となり、彼の活躍したサルペトリール病院は、以来神経学のメッカとなっています。

パーキンソン病は筋萎縮性側索硬化症とはまったく異なる病気です。筋萎縮性側索硬化症では錐体路系（前頭葉運動野から脊髄を経る運動神経路）が侵されますが、パーキンソン病では**錐体路系以外のシステム（錐体外路系）が侵されます**。基底核の**黒質の神経細胞が脱落し、神経伝達物質ドパミンが減少する**のが原因です。黒質が分泌するドパミンは基底核の線条体に送られますが、このドパミン不足がパーキンソン病の症状を起こします。治療はドパミン作動薬のシンメトレル、アマンタジン、ブロモクリプチンなど、またはドパミン前駆体ＬＤＯＰＡを処方します。薬物治療のほかに外科的治療が試みられています。大脳の特定の部位を電気的に刺激する療法があります（深部脳刺激ＤＢＳ）。通常これらの治療が有効で、患者さんは、八〇～九〇歳代まで生活の質ＱＯＬを維持することができます。

ＬＤＯＰＡを感染症などで規則正しく服用できない時に悪性症候群、高熱を伴う骨格筋融解症（クレアチンキナーゼという骨格筋に豊富にある酵素が大量に血液中に漏れてくる）が起こることがあります。治療はダントリウムを使います。

パーキンソン病ではレビー小体が神経細胞とグリア細胞内に蓄積し、免疫染色ではαシヌクレインが陽性を示します。パーキンソン病は、**安静時の手の震え、筋肉のこわばり、動きが少なくなる、または全く無くなる、身体のバランスが取れなくなる**のが主症状です。どの患者さんでも四つの症状が同程度に揃って出現するとは限りません。筋肉のこわばりが強く出る、震えが目立つなど様々です。病気の初期は、身体の片方だけのことがあります。

初期を過ぎますと、前かがみで摺り足歩行になります。上体が前屈、両肘を直角に曲げ、前方に突き出すようになり、両膝は軽く屈曲しています。歩幅が狭く、膝を上げず、足を床に擦ってゆっくり歩きます。歩き出す時、第一歩をなかなか踏み出せません。これをすくみ足といいます。歩き始めるとスムースに歩けます。パーキンソン病では筋肉の緊張が高まっていて、触ると硬く感じます。これを**筋固縮**（**こわばり**）といい、肘を曲げたり伸ばしたりすると鉛のパイプを曲げるような持続的抵抗を感じたり（**鉛管現象**）、ガクガクした抵抗を感じることもあります（**歯車現象**）。骨格筋だけでなく。消化管の筋肉（平滑筋）や顔面筋にも筋固縮が生じるので、ひどい便秘や、表情が乏しくなり、能面のようなのっぺりした**仮面様顔貌**になります。パーキンソン病の患者さんは前方へ小走りして倒れてしまうことがあります。これは姿勢を保つ反射が障害されて起こります。

病状が進むとさらに意識的運動が困難になり、ベッドで寝返りもできなくなります。パーキンソン病の精神症状は抑うつが最も多くみられる症状です。そのほか思考過程が遅くなる、自発性の低下があります。幻視や幻聴（いない人の声が聞こえる）はパーキンソン病でもよくみられますが、幻視は抗パーキンソン病薬の副作用としても現れます。起立性低血圧、臥位から急に立ち上がると血圧が下がる症状があります。めまいに襲われ、ショックに陥ることがあります。脊髄の側角にレビー小体が蓄積して起こるとされています。油性顔貌、脂ぎった顔は、筋肉のこわばりではなくて自律神経の症状です。

パーキンソン病も感染症か

パーキンソン病治療の目的で、ドパミンを分泌する**胎児組織を患者さんの脳に移植**した後、その胎児組織自体に、レビー小体、異常αシヌクレインが生じ、移植後、時間が経つほど、レビー小体の沈着が進行することがわかってきました。**胎児はパーキンソン病ではありませんか**ら、患者さんの**異常αシヌクレインが移植組織に感染した**、言い換えれば、パーキンソン病も、プリオン病あるいは細菌（放線菌）ウイルス感染症である可能性が出てきました。

パーキンソン病で亡くなられた方の脳を調べると、レビー小体沈着は脳の後方に始まり、や

図25　パーキンソン病のステージ

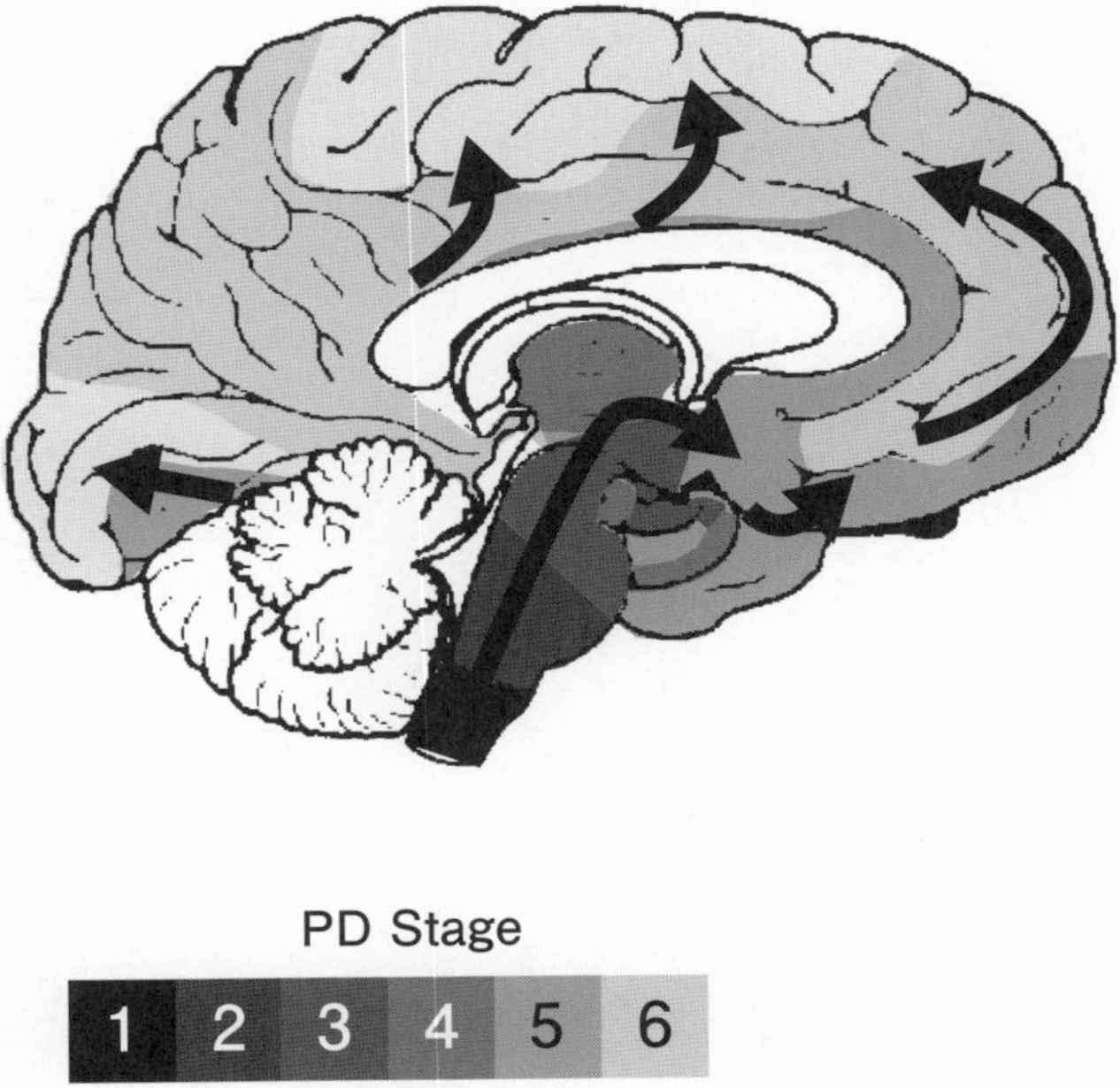

パーキンソン病におけるレビー小体異常 α シヌクレインの沈着のステージを1〜6の濃淡で表わす。1、2は脳幹に、3は黒質に、4〜6は辺縁系、大脳新皮質に病変が及ぶ。

がて前方へと移動するので、これを六段階に分類しています。（図25）
ステージ1、2は脳幹に起こり、この時はまだ運動障害は現れません。
ステージ3はドパミンを分泌する黒質が侵され、パーキンソン病特有の運動障害が出てきます。
ステージ4〜6では、辺縁系、新皮質に病変が及び、認知症が現れます。

この各ステージは既知の神経線維の走行に従って起こり、嗅球（嗅覚を司る神経核）ないし、消化管を支配する迷走神経経由で入ってきた病原体が、パーキンソン病を起こすのではないかという考え方が出てきました。嗅球、食欲を制御する報酬系・線条体、それに黒質はともにドパミンニューロンに属します。パーキンソン病の発病早期に現れる便秘などの消化管の症状は脳幹にある迷走神経背側核の障害によって起こっている疑いがあります。

多数のパーキンソン病の患者さんを経時的にＭＲＩを撮り、統計的に脳の萎縮の程度を精密に評価すると、最初に萎縮が起こる部位は、黒質、次に側頭葉内側・辺縁系、最後に前頭前野で、最後のステージでは認知症、感情障害、幻視などが現れていました。既知の皮質下・皮質の神経連絡密度と皮質萎縮度を考慮した指数は、前述したステージ分類に一致した結果で、このステージ分類の考え方を支持します。

二〇一八年の時点で、ウイルス感染症がパーキンソン病に関係する疫学的研究は、台湾の国民健康保険対象者の追跡調査から帯状疱疹ウイルスとC型肝炎ウイルスについての報告があります。

①六五歳以上で、A・新たに帯状疱疹VZVに感染した一万二九六人を一九九八年から二〇一〇年まで一二年間追跡し、B・三万九四〇五人の帯状疱疹に感染しなかった対照と比べた報告では、年間一〇〇〇人当たり、A四・八六対B四・〇〇人の割合で多くパーキンソン病の発病がみられ、ハザード比は一・一七倍（信頼限界一・一〇〜一・二五）でした。

②C型肝炎患者四万九九六七人を二〇〇〇年から一〇年間追跡した研究では、C型肝炎に罹った人が一〇年間にパーキンソン病になるリスクは年齢、性、合併する病気をマッチさせた対照に比べて、一・二九倍（統計的に有意）でした。

パーキンソン病の脳におけるαシヌクレインの沈着が必ずしもステージ分類に従わないことなどから、ステージ分類の正当性やウイルス原因説に反対する研究者もいますが、アルツハイマー認知症がヘルペスウイルス原因説なるパラダイムが確立されつつある現在、これからの研究の進展が待たれます。

■進行性核上性麻痺

進行性核上性麻痺（Progressive Supranuclear Palsy ＰＳＰ）は一九六四年、スティール、リチャードソン、オルゼウスキによって記載されました。人口一〇万人当たり三～六人とされていましたが、高齢者の増加とともに頻度も増加し、最近では一七～二〇人とする報告もあります。男女比では男性が多く罹患します。病悩期間は五～九年で、発病後二・七年で車椅子生活、四～五年で寝たきりになります。

症状はパーキンソン病に似ているところがありますが、侵される部位、病因、急激に進行する点でまったく違う病気です。中年以降に発病し、症状は個人差がありますが、眼球の上下方向の運動ができなくなります。眼球運動の神経核には、動眼神経、滑車神経、外転神経がありますが、左右の眼球を共同して動かしているのは大脳です。核上性という言葉は麻痺の原因が神経核より上のレベル・大脳にあるという意味です。この病気ではとくに**下方への眼球運動が障害**されるので、自分の足もとが見えにくくなります。さらに病気が進行すると、水平方向の運動も障害されるようになります。会話ではアイコンタクトが困難になり、敵意を持っている、興味がないなど誤解を受けることがあります。気分や振る舞いが変動し、うつ、問題解決や判断ができない、言葉が思い出せない、怒りっぽくなる、嚥下障害、緩慢な動作、仮面様顔貌など、パーキンソン病に似た症状を呈して、誤診されることがあります。認知症はアルツハイマー認知症より軽く、記憶テストを行うと、すぐには答えられませんが、時間をかけると思い出せます。

肩を軽く後ろに押すと後方へ小走りになり、時には転んでしまいます。これを**後方突進現象**といい、姿勢保持反射が十分機能しないために起こります。さらに悪化すると**転倒**を何度も起こすようになります。骨格筋に見られる鉛のパイプを曲げるような抵抗（鉛管現象）は四肢より体幹に強いことが、パーキンソン病とは違います。振戦（震え）を欠きますが、パーキンソン病のように小刻み歩行になります。

進行性核上性麻痺では錐体外路系の視床下核と黒質がひどく壊れます。黒質の病変は、非常に高度で、ＤＯＰＡを持った細胞、持たない細胞の両方が侵され、ＤＯＰＡを持った細胞だけが侵されるパーキンソン病とは明らかに違います。また進行性核上性麻痺では小脳の歯状核とそこから視床へ向かう神経線維が通る上小脳脚が壊れます。それと共に、脳幹の背側（被蓋）にある網様体（神経細胞が網目状に分布している）が萎縮します。この網様体は意識と密接な関係があります。被蓋の萎縮はＭＲＩで検出できるので、本症の診断の一助になります。

進行性核上性麻痺の小脳歯状核の神経細胞は膨らんでいて、周りには小脳プルキンエ細胞の軸索末端が壊れてできる、もやもやした無構造の物質や顆粒状物質が見られます。これをグルボース変性といい、進行性核上性麻痺に特徴的な変化です。生き残っている視床下核の神経細胞には神経原線維変化、リン酸化タウが見られます。このリン酸化タウは、アルツハイマー認知症、大脳皮質基底核変性症ＣＢＤ、グアム島の風土病・筋萎縮性側索硬化症ＡＬＳ／パーキンソン・認知症複合・PDC Parkinsonism-Dementia Complex、嗜銀顆粒性認知症ＡＧＤにもみられ、合わせて**タウオパチー**といいます。

以上はスティールらの報告した進行性核上性麻痺の記述です。その後、進行性核上性麻痺の病型は拡散傾向にあります。二〇〇九年ウィリアムズらは、神経病理学的検討から、次のように分類しています。

①古典的進行性核上性麻痺を示すリチャードソン症例群、症候群

②症状に左右差がありＬＤＯＰＡに反応を示し、パーキンソン病類似の臨床像を示すＰＳＰ－Ｐ Parkinson's disease

さらに②を次のような三者に分類しています。

③すくみ足（歩き出す時、第一歩をなかなか踏み出せない）を伴い、眼球運動は保たれる純粋無動症、ＰＳＰ－ＰＡＧＦ Akinesia with Gait Freezing

④大脳皮質基底核症候群を呈するＰＳＰ－ＣＢＤ Cortico-Basal Degeneration

⑤非流暢性失語を示すＰＳＰ－ＰＮＦＡ Progressive Non-Fluent Aphasia

リン酸化タウは、①リチャードソン症候群では基底核に加えて頭頂葉、前頭葉に高度に分布

し、②～⑤では軽度の傾向があり、進行の速さもリン酸化タウの分布の程度に相応します。

■皮質基底核変性症における認知症

皮質基底核変性症（Cortico-Basal Degeneration ＣＢＤ）は、上下方向の眼球運動障害があること、大脳皮質と錐体外路系の病変があることから進行性核上麻痺に似た変性症と考えられていますが、認知症を呈することでも注目されています。四〇～六〇歳に発病することが多く、病悩期間は六～八年です。皮質基底核変性症はリン酸化タウがみられ、タウオパチーの一員です。重要な症状は失行（食事や書字など目的に合った運動ができない）です。左右どちらかの不器用な動かし方、不随意運動がみられ、姿勢保持反射の低下から転倒しやすくなります。眼をギュッと閉じてからパッと開くことが苦手になります。認知症の症状としては非流暢性言語、計算力の低下が起こります。エピソード記憶障害はあってもアルツハイマー認知症より軽度です。

■脊髄小脳萎縮症における認知症

脊髄小脳萎縮症（Spino-Cerebellar Atrophy ＳＣＡ）は多くは三〇～五〇歳にかけて小脳失調、眼球運動障害、錐体路・錐体外路症状、認知症を呈してきます。この病気では文字通り

「脊髄小脳」からの神経線維連絡が、大脳前頭葉、後頭側頭葉、側頭葉高次連合野、辺縁系にも及んでいるので認知症を呈します。認知症を示す脊髄小脳萎縮症は遺伝子型による分類ではSCA3で多く、ほかにSCA2やSCA17でも認められます。認知症は実行機能の障害が目立つとされています。

遺伝性の脊髄小脳萎縮症は、一九九〇年代に研究が進み、同一家系でも異なる遺伝子を持った人がいることがわかり、遺伝子型による分類が始まりました。SCA1、SCA2…という具合に番号がつけられています。その数は三〇以上にのぼってしまい、家系による分類の問題点をすっきりさせることはできませんでした。この理由は、進化には相似性といって、遺伝子がもともと異なっても表現形としては同じ場合と、逆に相同性といって遺伝子が同じでも表現形が全く異なる場合があるからです。病気でも同じことで、脊髄小脳萎縮症が共通の症状・同じ表現型を持っていても、原因遺伝子については家系間や家系内で遺伝子が異なることから、相似性が想定され、遺伝子による分類が成功しなかったのです。このことは、脳は遺伝子だけで全容を解明できる単純な臓器ではなく、もっと複雑な臓器であることを示唆しています。

四　血管性認知症

もともと認知症は血管性認知症が最も多くを占めていました。血管性認知症、アルツハイマー認知症、レビー小体認知症を三大認知症と称しているぐらいだったのです。事実二〇〇〇年までの東京都健康長寿医療センターの剖検例をみますと、圧倒的に血管性認知症が多く、アルツハイマー認知症は比較的少数だったのです。アルツハイマー認知症が血管性認知症を逆転した理由は、脳動脈硬化の危険因子である高血圧の治療が普及したこと、一方、長寿社会が進み、加齢で増加するアルツハイマー認知症が、相対的に増えたことなどが挙げられます。しかし、アルツハイマー認知症をとっても、病理解剖をしてみると、血管性認知症を合併することが多々あり、依然として血管性認知症の研究は欠かすことができません。

■白質脳症・ビンスワンガー病

【症例】白質脳症・ビンスワンガー病

八八歳　男性

大学卒。小学校・中学校教員。以前から傾眠傾向あり、会議中の居眠りが多かった。七八歳、飲酒後、温泉で溺れ、集中治療室に運ばれたことがある。七九歳、降りる駅を間違える。

時々失禁と小刻み歩行あり。ぼーとしていることが多かった。精神科を受診し、CTで側頭葉萎縮、側脳室拡大、海馬の萎縮を指摘される。HDS-R16/30。ドネペジル（アセチルコリン分解阻害薬）開始。その後悪化は目立たず。ふらつき、身体の傾きが強く、転倒するようになった。もともと朗らかで天真爛漫な性格だったが、娘の音楽観への批判が強くなった。声が出なくなり、合唱ができなくなった。身体が動かなくなり、失禁も頻回となり、正常圧水頭症の検査を受けた。タップテスト（髄液を三〇㎖抜いて症状の改善の有無をみるテスト）でMMSE 20/30→19/30、歩行テスト座位保持不能、自立歩行不能で、軽度の正常圧水頭症だが、VPシャント術（脳室と腹腔を管でつなぎ、髄液圧を下げる手術）の適応なしとされた。八〇歳、ADL（日常の生活動作）は車椅子レベルだったが、デイサービスに通い、徐々に改善を認め、一時介助歩行可となった。しかし不安定感が増加し、再び正常圧水頭症の検査を受けたが、VPシャント術の適応なしとされた。自発語は極めて乏しくなる。八一歳有料老人ホーム入所。自力歩行不能となる。脳神経外科で三年間追跡されていたが、認知症は重度で再度シャント術の適応なしとされた。八五歳、呼吸停止。吸引処置で呼吸再開、入院後意識レベルも改善。摂食はゼリー食となる。退院後、経口摂取不良。胃ろう造設術。八八歳胃ろう交換で入院している時に死亡した。気管支肺炎、喀痰による気道閉塞が認められた。全経過一一年。

神経病理診断：白質脳症・ビンスワンガー病

脳重一二一一g。脳室拡大。広範な小血管病変による深部白質の萎縮と髄鞘の染色性低下を認めた。扁桃核、海馬には嗜銀顆粒性変化があり、これが、白質脳症に加えて認知機能低下に関与した可能性が考えられる。

ドイツの精神科医、神経病学者であったオットー・ビンスワンガー（一八五二～一九二九）が一八九四年に発表した症例では、老年期に発病し、脳卒中様の発作がみられることや、失語症、半盲、片麻痺、そして進行性の認知症が観察されています。脳は大脳白質に強い萎縮がみられ、頭頂後頭葉に強いことが挙げられています。その後、この病気が脳動脈硬化に関係したものであることが明らかになって、ビンスワンガー病ないし白質脳症といわれるようになりました。普通の脳梗塞に分類してしまうにはちょっと組織像が違うからです。脳梗塞は動脈が血栓、つまり凝固した血液によって血液の流れが止まってしまい、そこから先の血管から栄養を受けている領域が死んでしまって起こります。最終的には壊死した組織が柔らかくなり、次第にどろどろの液状になり、それが吸収されると空洞になります。一方白質脳症では梗塞と違って完全に組織は死滅したわけではなくて、生き残った神経線維やグリア細胞がみられるのです。病巣から健康な部分へは少しずつ変わっていくので病巣と健常部との境界がはっきりしません。また白質脳症の動脈病変は、直径四〇〇～九〇〇μmの細い動脈硬化や、アミロイド（アルツハイマー認知症のアミロイドと同じです）が溜まって起こるアミロイド血管症がみられます。

■脳梗塞による認知症

脳梗塞でも認知症は起こります。英国のトムリンソンらは、認知症のある人たちとない人たちの梗塞の大きさを測って両者を比べました。そうすると、二〇㎖以上の梗塞巣は認知症のある人に多くみられましたが、両者の平均値には差がありませんでした。ところが大きさが**一〇〇㎖以上の梗塞巣**になると認知症のある人だけになりました。脳梗塞の大きさが認知症と関係があることが分かったのです。しかも、脳の一部分だけ（側頭葉内側にある内嗅領皮質とその出入力系）が破壊されるだけでも認知症が起こることが明らかになりました。これは認知症を起こす場所は必ずしも広い領域とは限らないことを意味します。

多発性脳梗塞性認知症

多発性梗塞は小さな梗塞が脳の中に散らばっている状態ですから、特殊な病気ではありません。高齢者の脳には認知症の有無に関係なく、梗塞が複数あるのが普通です。東京都老人総合研究所神経病理部長水谷俊雄先生が東京都老人医療センター（現健康長寿医療センター）で六〇歳代から一〇〇歳代までの一七七二例を調べた結果は、全体の六〇%が大小の梗塞例で、その半数に大脳の多発性梗塞がありました。症状が全くない人もありましたが、認知症のある人もいました。

多発性脳梗塞性認知症という概念はカナダのハチンスキーらが一九七五年に提案したものです。空間的に小さい梗塞が脳の色々な場所に散らばっていますが、そのほとんどは大脳白質と大脳の深部にあるレンズ核（被殻と淡蒼球）などに起こります。また、時間的には同じ時期にできたものもありますが、多くは長い間に少しずつバラバラとできたものです。

ラクナ梗塞

一九〇一年、フランスのピエールマリー（一八五三〜一九四〇）は、被殻（図13 55頁）を通過する細い動脈（穿通枝）の閉塞や破裂によってできた梗塞が空洞になった状態をラクナと名付けました。それから約七〇年後の一九六八年に米国のフィッシャーが、ラクナ梗塞の発生は直径一〇〇〜二〇〇㎛の動脈の閉塞によることを明らかにしました。ラクナ梗塞には二種類あり、一つは間違いなく梗塞で、周囲の組織を破壊し、その周囲に組織の反応があります。二つ目は、血管周囲腔という血管と組織の間にある隙間がなんらかの理由により広がるものです。

広がる理由としては、高血圧のため、血管の壁が周囲の組織を押し広げてしまうというものです。もう一つは、組織が萎縮して血管周囲腔が広がってしまう場合です。ラクナ梗塞は錐体路という運動神経線維が被殻と尾状核の間を通過するところに多く起こりますから軽い運動麻痺を起こすことがあり、抗血小板療法が適応です。ラクナ梗塞そのものは認知症には至りませんが、高齢者に比較的多い病気なので紹介しました。

■脳アミロイド血管症

脳アミロイド血管症は、全身にアミロイドという蛋白質が溜まる全身性アミロイドーシスとは違います。老人斑にできるのと同じアミロイドがクモ膜下腔から大脳や小脳の皮質を走る中小の動脈に溜まる病気です。しかし不思議なことに、動脈が皮質を通り過ぎてしまうとアミロイドはみられません。また、アミロイドは血管の全長にわたって沈着しているわけではなく、ところどころ飛び石のように沈着しています。脳アミロイド血管症は白質に出血を起こすことがあります。出血するのは皮質ではなくて、アミロイドの沈着がない白質なのです。どうしてそうなるのか分かりませんが、白質に向かう動脈は皮質を過ぎるとほぼ直角に曲がり、皮質に沿って皮質下白質を走り、その後深部白質に向かいますので、皮質から皮質下白質に行く鋭角部分が、血行力学的に壁ストレスが強くかかり、破れやすいのかもしれません。

アミロイドは高齢ほど増加しますが、全く症状がない場合が多くみられます。またアルツハイマー認知症には脳アミロイド血管症がみられますが、その割に出血は少ないのです。脳アミロイド血管症による出血では、しばしば小さな出血が大脳白質に多発しています。全体としては大きな出血になるのですが、顕微鏡で調べますと、いくつかの丸い出血がぶどうの房のように多発していることがわかります。**脳アミロイド血管症は再発する**ことがよくみられますが、大きな出血が再発するのではなく、脳の中で小さな出血が何度も繰り返されていると考えられています。

■脳出血

脳出血は若い人から高齢者までみられますが、脳梗塞と違って、高齢ほど増加する傾向はありません。脳梗塞は夜間や早朝、起床時などに発症がみられますが、脳出血は主に日中活動しているときに起こります。頭痛は脳梗塞ではまれですが、クモ膜下出血では激しい頭痛が起こります。出血は症状が急速に完成してしまいますが、梗塞では、階段状に悪くなります。これは動脈を詰まらせている血栓が移動しているためです。

ときに脳全体に血栓がばらまかれる場合があります。これは心房細動で左心房にある血栓や、頸動脈の血栓が剝がれ、血流に乗って脳動脈に詰まって起こります。心房細動をもとのリズムに戻すため、左心房と肺静脈の境目を電気的に焼灼《しょうしゃく》する治療や、血栓をできにくくする抗凝固療法が行われています。

発症の誘因は、非常にストレスがかかっている状況、連日過重労働を強いられていたなどです。飲酒は脱水、血液濃縮を招き、脳梗塞を起こりやすくします。

脳出血と脳梗塞はともに浮腫が起こり、脳が腫れます。頭蓋骨は容積が変わりませんから、脳圧が上昇し、隙間に脳が落ち込みます。これを脳ヘルニアといいます。これを防ぐために、脳の浮腫を防ぐ治療をします。

脳梗塞と認知症の関係は前に述べましたが、脳出血でも、辺縁系・内嗅領皮質とその入出力系が侵されると認知症が起こってきます。また、今まで病変はありましたが、無症状だったアルツハイマー認知症が脳出血や脳梗塞の後、明らかになることがあります。

五　筋萎縮性側索硬化症、前頭側頭葉変性症、脳腫瘍による認知症

■筋萎縮性側索硬化症と認知症

認知症の本に筋萎縮性側索硬化症（Amyotrophic Lateral Sclerosis ＡＬＳ）という運動神

経の病名が出てくるのは不思議に思われる方が多いと思います。実はこの二つの病気は情報処理の方向が異なるだけで、質的には同じなのです。

ヒトに限らず、動物の神経系はコンピュータのように、入力された情報を処理し、出力して個体の生存を図っています。例えば、野ウサギは天敵である狼や鷹をいち早く感知し、巣穴に隠れて捕食されないよう、自身と家族を守ります。この場合、捕食者と被食者が互いに知覚し、中枢で処理し、運動する系を比較すると、捕食者は、被食者より高度の知覚・運動系、コンピュータでいえば処理速度が速い中央演算装置ＣＰＵを持つ捕食者の方が有利なので、脳の進化も捕食者の方が速やかになります。

これら一連の情報処理に与る脳の神経細胞や神経線維は、コンピュータにおける素子や回路と同様に、入力・出力系とも同質の神経細胞や神経線維からできていて、異なるのは情報の流れる方向だけです。

認知症は、知覚情報を処理する中央演算装置ＣＰＵの障害、筋萎縮性側索硬化症は、中央演算装置ＣＰＵからの出力障害に相当します。同じ神経細胞や神経線維に障害が起こりますが、情報の流れる方向が異なるので、病気としての表れ方は全く異なって見えるのです。

運動神経の病気である筋萎縮性側索硬化症はこのような理由で、認知症と大いに関係があり、事実、筋萎縮性側索硬化症にも認知症を合併することがあります。ごく最近まで、筋萎縮性側索硬化症は、全く治療法がないとされて来たので、認知症の研究が進めば、この病気もその恩恵を受けることができます。

【症例】

八四歳　男性

二〇一四年二月ごろからボタンをかけるのがたいへんだと感じていた。三月ごろには手がこわばって、箸を持ちづらくなり、スプーンを使うようになった。四月ごろ、棚の上の物をとるのがたいへんだということに気づいた。手で高いところの物をとれないので、棒などを使ってとるようになった。また顔を洗おうとしても右肘を十分に屈曲できず、前腕が反時計方向へ曲がってしまうため、水がこぼれてしまった。激しい運動をした後のような全身のだるさを自覚した。階段を登ると息が切れた。みるみるうちに手がやせてきてしまった。五月ごろから缶のプルトップを開けられなくなり、スプーンの柄の部分を使って開けるようになった。六月頃からペットボトルのキャップが開けられなくなり、転ぶのが心配で手摺を使って階段を昇り降りするようになった。三月には六〇kgあった体重が五〇・五kgに減少した、元医師の友人に相談し、インターネットで調べてもらい、膠原病科のあるセンターを受診。多発性筋炎の疑いで筋電図検査を受けた後、神経内科へ紹介された。右優位の両上肢の筋萎縮、筋力低下と足趾の筋力低下を認めた。筋電図では筋蓄弱（細かい筋肉の収縮）を伴う筋線維性収縮を広範に認め、二〇一四年七月、入院精査で筋萎縮性側索硬化症ＡＬＳの診断となった。リルテック（神経伝達物質グルタミン酸遊離阻害やＮＭＤＡ受容体阻害作用により、軽症例で三ヶ月程度の延命効果が認められる）内服を開始し、外来通院となった。九月頃から畳からの立ち上がりが困難になっていたが、二〇一五年一月一四日、二階へ上れなくなり、救急入院となった。ＭＲＩでは迂回回を含む辺縁系の萎縮を認めた。ＭＭＳＥ 28／30。筋肉の緊張が低下し、開脚位で歩行していた。妹同席の上、病状説明を行い、ＡＬＳが進行しても経腸栄養（小腸まで管を入れて栄養分を入れる）や経静脈栄養法（右心房まで管を入れ、高カロリー液を点滴する方法）、人工呼吸はしないこととなった。またこの時、ブレインバンクへの登録にも同意された。入院中に誤嚥性肺炎を併発し、抗生剤投与で軽快、退院した。二〇一五年三月にはスプーンでの食事が困難となり、風呂場の二段の段差を上れなくなった。背中の痛みや身体を締め付けられる、声がうまく出ない訴えが出るようになった。四肢の筋力低下がさらに進行し、六月一日に転倒、裂傷を負い縫合を受けた。七月ごろから下肢筋力がいっそう低下し、車椅子を使用するようになった。一二月には立てなくなり、トイレに行けないため、おむつを使用するようになった。二〇一六年四月にはたまにむせるようになった。呼吸機能検査でも肺活量の低下を認めた。八月には受診にストレッチャーを使用するようになった。一一月には頭部は全く持ち上げられなくなり、頬の筋肉の筋力低下も認められるようになった。特別養護ホームに入居する方針となり、評価目的で入院となった。呼吸機能検査では、さらに肺活量の低下を認めた。知覚神経に異状なく、油っぽい仮面様顔貌、瞬目（まばたき）の減少、左母趾、人差し指の振戦（震え）を認めた。頸部は仰臥位で回転できず、肩関節での横方向の運動もできなかった。下肢は右足を内側に振ること以外の運動は見られなかった。口唇の吸引反射（唇に触れると吸う反射）はあったが、四肢の腱反射（腱を叩くと筋肉が収縮し、手や足が動く反射）は消失していた。二〇一七年二月三日、外来受診では、背骨から足までの神経痛の訴えがあり、リリカ（神経痛の薬）を開始した。三月七日入所中の特養で呼吸停止しているところを発見された。直接死因は気管支肺炎とアスベスト珪肺症による呼吸不全であった。全経過三年。

神経病理診断：筋萎縮性側索硬化症

脊髄前角の神経細胞脱落とグリア細胞の増殖が目立ち、グリア細胞主体にTDP-43の沈着が見られ、骨格筋には神経原性の萎縮を認めた。

筋萎縮性側索硬化症の疫学

筋萎縮性側索硬化症は人口一〇万人当たり一・五〜二・一人で、これは世界中で一定していま す。ほとんどの患者さんに遺伝歴はありませんが、少数ながら家族性の筋萎縮性側索硬化症が知られています。四〇歳代から五〇歳代に発病することが多いのですが、二〇歳代や九〇歳代でも発病します。病悩期間は二～四年ですが、その長さはまちまちで、数ヶ月から二〇年以上の患者さんもいます。過去に大きな手術や大怪我をした、破産したというようなストレスの既往歴が発病との関連性で認められています。英国の理論物理学者ホーキング博士（一九四二～二〇一八）は二一歳で発病しました。「宇宙はなぜ存在するか、素粒子が動けないブラックホールでなぜ熱が発生するかというホーキング・パラドックス」など数々の世界的業績はすべて発病後のことで、七六歳までコンピュータの合成音で意思を伝達して活動していました。

多発地域

筋萎縮性側索硬化症ＡＬＳの患者さんが多い地域が三つあります。グアム島、西ニューギニア、それに紀伊半島南端部・牟婁地方です。グアム島先住民チャモロウ族ではＡＬＳが多発していることが第二次大戦末期に進駐した米軍の軍医の注意を引き、戦後、実態調査と原因解明研究が始まりました。その結果先住民族のチャムロウ族の人たちの発病率が世界平均の一〇〇倍にも上ること、罹患するのはチャムロウ人であり、欧米系住民には発生がないこと、病理学的には通常のＡＬＳ病変に加えて、側頭葉内側、基底核および脊髄に神経原線維変化ＮＦＴ・リン酸化タウが多数出現することが明らかになりました。症状としては動作緩慢、筋強剛、振戦などのパーキンソン症状と無関心と意欲低下が目立つ認知症を呈していました。これをパーキンソン・認知症複合・ＰＤＣ、Parkinsonism-Dementia Complex と名付けました。原因が不明のまま、ＡＬＳ／ＰＤＣ発生は一九七〇年代からＡＬＳ優位に減少し始め、一九八〇年代では平均的な発生率まで減少し、多発状態は消滅しました。西ニューギニアでも一九七〇年代にＡＬＳ／ＰＤＣが多発していることが確認され、二〇一六年に調査した時には新しい患者は確認されませんでした。

日本では一九一一年、紀伊半島南端部・牟婁地方にＡＬＳが多発することが指摘され、一九六〇年代に他地域の数十倍から百倍の高率で発生していることがわかりました。原因究明の研究を始めたところ、原因不明のまま、一九八〇年代からＡＬＳの新規発生がなくなり、一九九一年には多発状態は消滅が報告されています。その後一九九四―五年にグアム島と同じくＰＤＣも存在することが確認されました。

多発と終焉の原因は何か

グアム島、西ニューギニア、それに紀伊半島南端部・牟婁地方に共通してＡＬＳ／ＰＤＣが多発し、かつ終焉を迎えた原因として、**遺伝子**、**アルミニウムなどのミネラル**、**チャモロウ族の食するソテツ**などが検索されました。遺伝子検索では、患者のタウ遺伝子 *MAPT*（アルツハイマー認知症・コラム・タウ、前頭側頭葉変性症の章参照）で三つの単塩基置換ＳＮＰが発見され、対照に比べて三から六倍のリスクになり、環境要因次第で原因になり得るとしています。

ソテツ由来の成分として神経伝達物質の一つであるグルタミン酸に似た構造のＢＭＡＡ・βメチルアミノ-L-アラニンがグアムＡＬＳの原因ではないかというＢＭＡＡ仮説が唱えられました。単一物質が風土病の原因としてだけでなく、**世界の難病ＡＬＳの原因ではないか**と広範な調査研究がなされました。その内訳は、チャモロウ族の脳のＢＭＡＡ濃度、他国の孤発性ＡＬＳ脳のＢＭＡＡ濃度測定に始まり、グアムで働いていた米国軍人の追跡調査、グアムに移住してきたフィリッピン人の調査、ソテツの実を食べるコウモリによる濃縮の可能性（コウモリ仮説）、コウモリを祭りや神事で食べる習慣、チャムロウ族の生活環境に入ってから発病までには三〇年の潜伏期間がある、藍藻に含まれるＢＭＡＡ、河川に含まれるＢＭＡＡ濃度、ＢＭＡＡが誤って組み込まれる変異蛋白質の可能性、ＢＭＡＡ関連網膜症、実験動物にＢＭＡＡを与えてＡＬＳを発病させる、など多岐に渡ります。残念ながらＢＭＡＡはこの風土病や孤発性ＡＬＳの原因には当たらないと結論されました。

行進する麻痺

筋萎縮性側索硬化症は、**箸で物を掴みにくくなる、ふいに茶碗を落とすといった一見何気ない出来事で始まります**。この病気は手首や指を支配する頸髄の前角の神経細胞が侵されるためです。症状は片方の手指から前腕、上腕へと進み、次いで対側に進みます。脊髄前角の神経細胞が壊れるため、**筋線維が細かく収縮する**（筋線維性収縮）現象がみられます。大脳皮質から脊髄前角までの錐体路（第一次ニューロン）の病変は前角の変化より遅れて出現し、膝蓋腱反射（膝蓋骨下方に付く腱索を打つと下腿が前にピクンと動く反射）が亢進し、足底を尖った物で擦《こす》ると母趾が背屈する反射（バビンスキー徴候）が出ます。錐体路の病変は**発症年齢が若いほど激しい**傾向があり、不思議なことに、錐体路全体が均等に壊れるのではなく、胸髄レベル（呼吸に必要な肋間筋に運動神経を送っている）が最も侵される傾向があります。病巣では神経線維も壊れるので、それを清掃するマクロファージ（掃除をする白血球）や病巣を埋めるアストログリア（グリア細胞の一種）が現れ、線維化するので、組織は硬くなります。それで病名に側索硬化という言葉がついています。側索は錐体路の通る脊髄の場所です。

加齢現象に似る筋萎縮性側索硬化症の神経細胞脱落

筋萎縮性側索硬化症で侵される神経細胞は脊髄の前角にある神経細胞や脳幹にある運動神経核の神経細胞および中心前回（一次運動野）を含む大脳皮質運動連合野の神経細胞です。これらの細胞は最終的には脱落してしまいますが、全ての神経細胞が同時に消滅するわけではありません。健康そのものという元気な神経細胞、リポフスチンという黄色い消耗色素顆粒がいっぱい詰まった神経細胞、ガリガリに痩せ細った神経細胞など、死に至る神経細胞の色々なステージが見えるのです。変性症では個々の神経細胞の変化がバラバラになる傾向はありますが、筋萎縮性側索硬化症では極端です。これはこの病気の本質的な性質と考えられています。ちなみに筋萎縮性側索硬化症の生存曲線を見てみますと、工業製品の磨耗故障曲線そっくりなのです、老化学説の一つに磨耗説がありますが、それを窺わせる現象のように思えます。

筋萎縮性側索硬化症では、脊髄前角や脳幹の神経核以外に大脳の中心前回（一次運動野）のベッツ巨細胞が消失しますが、この消失だけで錐体路が小さくなることはありません。何故なら、錐体路を構成する神経線維のもとの神経細胞は、中心前回だけでなくその周囲にある運動連合野からも神経線維が錐体路に加わっているためです。中心前回の後ろには中心後回という感覚中枢（一次知覚野）があり、互いに連絡しています。中心前回の細胞が一個減ると中心後回の細胞も一個減るという、一対一の対応がみられ、これは正常加齢の特徴で、神経細胞のバラバラな減り方と併せて興味を引きます。

発音障害、嚥下障害

脊髄と大脳を繋ぐ脳幹には呼吸、循環、意識など生命を維持するための神経核が集中しています。舌の筋肉を支配する舌下神経核や嚥下運動を司る迷走神経運動核、舌咽神経核（疑核）、顔面神経核も脳幹にあり、筋萎縮性側索硬化症では高度に侵されます。脳幹から病気が始まると、発音障害や嚥下障害で発症することがあります。

呼吸筋の麻痺

呼吸運動は、横隔膜、肋間筋のほか、胸鎖乳突筋が関連しあって行います。この病気の経過のなかで最初に病名を告げられた時を第一の山場とすると、これら呼吸筋の麻痺、呼吸困難が起こった時にどう対処するかが第二の山場で、たいへん難しい局面です。

侵されない機能

筋萎縮性側索硬化症では侵されない部位があります。眼球運動を司る神経核群は侵されないので、発声や手足の運動はできなくても、眼の動きで意思の疎通はできます。また皮膚のコラーゲンが変化していて、褥瘡（床ずれ）ができにくくなっています。

家族性筋萎縮性側索硬化症の一部では、原因遺伝子が二一番染色体にある活性酸素消去酵素SOD1の突然変異が見つかっています。活性酸素を消去するラジカルスカベンジャーを点滴すると多少の延命効果がみられます。

TDP‐43と筋萎縮性側索硬化症

筋萎縮性側索硬化症は、認知症を合併することがあります。認知症を合併する筋萎縮性側索硬化症には前頭側頭葉変性症と共通して**ユビキチン** Ubiquitine 陽性封入体が見いだされます。元来、ユビキチン・プロテアゾーム系は**細胞内の蛋白質をアミノ酸に分解し、リサイクルするか、細胞外に排泄する経路**として働いています。そのユビキチン自身が封入体として溜まってしまう所見は、細胞内の代謝回転が頓挫を来していることを意味します。ユビキチン・プロテアゾーム系の他に、もう一つ蛋白質の分解排泄経路には**オートファジー** autophagy（自分自身を食べる、self-eating、大隅良典博士二〇一六年医学生理学ノーベル賞）**による経路**があります。二〇〇六年、**ユビキチンを構成する蛋白質は、ＴＤＰ‐43**であることが発見され、前頭側頭葉変性症、認知症を伴う筋萎縮性側索硬化症、認知症を伴わない筋萎縮性側索硬化症は、共にリン酸化されたＴＤＰ‐43が細胞核、細胞質、樹状突起に蓄積する疾患と見なされるようになりました。その後、家族性筋萎縮性側索硬化症では原因となるTDP‐43遺伝子変異が同定されます。このようにTDP‐43は、筋萎縮性側索硬化症と前頭側頭葉変性症が共通した機序から、前者では運動神経障害を、後者では認知症を引き起こしていると考えられるようになりました。現在TDP‐43およびオートファジー関連遺伝子群（Autophagy related gene：APG/ATG）を中心として、筋萎縮性側索硬化症の治療薬開発が進んでいます。例えばオートファジーを促進するラパマイシンを前頭側頭型認知症マウスに投与すると、学習、記憶能力や運動能力の障害の進行が遅くなることが報告されています。

■前頭側頭葉変性症

前頭側頭葉変性症（Fronto Temporal Lobar Dementia FTLD）は、四五歳から六五歳にかけて発症する認知症のうち、アルツハイマー認知症に次いで二番目に多い病気です。前頭側頭葉変性症は、もっとも進化し分化したヒト大脳新皮質を侵すことから**病理所見、臨床症状は多彩で複雑を極めます**。前頭葉、側頭葉の萎縮を来し、長期記憶が侵されることから**性格異常、行動異常、言語障害**を来します。認知症という観点からは、病変の領域は内嗅領皮質の入出力系に及ぶので、認知症の鑑別診断にも入ってきます。事実、途中までアルツハイマー認知症と診断されていた患者さんが、その後の経過から前頭側頭葉変性症と診断が変更されることも稀ではありません。この病気は、二五～五〇％に家族歴が認められ、変異遺伝子が盛んに研究されています。

意味性認知症

【症例】意味性認知症 Semantic dementia

八三歳　男性

六〇歳までサラリーマンとして働いていた。二〇〇〇年、六六歳ごろから言葉がうまく出なくなり、七二歳から二年間失語症に対して治療を受けた。初診時、「時計」は言えたが、「時計の針」は言うことができなかった。二〇〇〇年四月のある日、一三時ごろ一人で自宅を出て、通院していた病院の内科を受診した後、帰宅せず、連絡が取れなくなった。同日一七時ごろ、新橋駅の電車内で、意識消失発作があり、大学病院へ救急搬送された。意識は清明、発語は流暢で、復唱はできたが、言葉の理解が困難で、名前を尋ねると「名前って何？」の返答だった。MRIでは、左に強い両側頭葉の萎縮、黒質メラニン量の低下があり、嗅覚も低下を認めた。単語の意味を理解することができず、物の名前が言えず、意味性認知症が疑われた。MIBG（臓器の交感神経活性を測る）では心筋に軽度の取り込みの低下を認めた。発語、言葉の理解、言葉の想起、指示に応じる、道具の使用、模倣による簡単な動作、見当識（時間空間の認識）が障害されていて、単語再生は全てに正答できなかった。二〇一二年五月より、ガランタミン（アセチルコリン分解阻害薬）内服を開始した。ガランタミン内服を開始してから、ビデオを見るようになり、以前より意識がはっきりした。薬剤の自己管理が可能となった。本人と妻から病理解剖の希望があり、何かあったら、担当医のところに運んでもらう方針となった。二〇一二年一〇月に二回目の意識消失発作があった。二〇一三年の時点では、週刊誌の七つの間違い探しは全て正答できていた。抗けいれん薬を開始してから、意識消失発作はなくなった。症状の進行は比較的緩やかで、二〇一五年の時点では、デイサービス、ショートステイなどを利用していた。二〇一六年三月から施設に入所し、食事は自力で全量摂取、手引き歩行で移動可能だった。会話による意思疎通はできず、他人の部屋に入ろうとすることがあった。二〇一六年七月一八日に意識レベル低下があり、病院へ搬送された。脱水症と診断され、輸液で意識レベルは改善したが、経口摂取は困難となった。家族は経鼻経管栄養を希望せず、末梢静脈から点滴を行った。自発的に目を開く動作は最後まであったが、発語は全くなくなった。誤嚥性肺炎を繰り返し、二〇一七年一月に死亡した。全経過一七年。

神経病理診断：前頭側頭葉変性症・意味性認知症ＦＴＬＤ‐ＴＤＰ‐43 Semantic dementia

脳重一四一五g。左側優位に扁桃核、側頭葉の著明な神経細胞脱落と線維性グリア細胞の増殖を認めた。ＴＤＰ－43染色では長い変性突起が目立ち、意味性認知症Semantic dementiaに該当する。中脳のＴＤＰ－43陽性は軽度であったが、神経原線維変化、コイル体、房状のアストロサイト（グリア細胞の一種）を認め、進行性核上麻痺様所見を呈していた。

前頭側頭葉変性症ＦＴＬＤでは前頭葉、側頭葉の変性による萎縮を生じ、進行性の行動異常、言語の異常を特徴とします。次のような三つの病型が区別されています。

①前頭側頭型認知症 Front Temporal Dementia ＦＴＤ　人格や行動の変化を特徴とする。

②意味性認知症 Semantic dementia　進行性に単語の意味がわからなくなる。

③進行性非流暢性失語 Progressive Non-Fluent Aphasia ＰＮＦＡ　文法の異常や発語困難を特徴とします。

主な病変と部位はそれぞれ、

①前頭葉皮質の萎縮、

②側頭葉前部の皮質萎縮、

③左シルヴィウス溝（頭頂葉と前頭葉の間にある溝）周辺の皮質萎縮です。

三者とも共通して神経細胞の脱落と皮質下白質の線維性グリア細胞の増殖を認めます。病気が進行すると、脳の萎縮が広がり、症状が重なることがあります。リン酸化タウやリン酸化されたユビキチン構成蛋白ＴＤＰ－43が神経細胞の核、細胞質、樹状突起に蓄積します。前者は進行性核上麻痺や大脳基底核変性症と共通し、後者は筋萎縮性側索硬化症と共通しています。

②の意味性認知症では、発語失行（構音の歪みと音韻の連結不良）があり、行動異常を伴い、著明な左右差のある側頭葉萎縮が特徴です。左側頭葉前部の萎縮では、単語や概念に関する知識が喪失し、認知機能検査では、流暢性が保たれている失語がみられますが、構文（文章の組み立て）、韻律（リズム）、発語は保持されています。右側頭葉前部の萎縮では、前頭側頭型認知症と同様の行動異常が生じます。感情は平坦化、鈍麻し、他人への共感や関心がなくなり、社会的つながりでは機転が利かず、無感覚、非協力的となります。日常の暮らし方、食物の嗜好、スケジュールの遂行も融通が利かなくなります。前頭側頭型認知症と比べて、融通の利かなさが目立ち、衝動の抑制が利かなくなり、加えて睡眠障害、体重減少、性機能障害など生理的な機能の障害もみられます。平均三年ぐらいで反対側にも病変が広がり、反対側の症状の特徴が加わります。

ここで述べた前頭側頭葉変性症の三つの病型は従来のテキストブックに書かれている分類に従ったものです。一方、変異遺伝子を基とした新しい分類が試みられています。それらは、ＦＴＤＬ－17、ＦＴＤＬ－ＴＤＰ－43、ＦＴＬＤ－ＦＵＳ（Fused in Sarcoma）、ＦＴＤＬ－Ｕ（Ubiquitine）です。この中からアルツハイマー認知症と同じくリン酸化タウの蓄積を特徴とする家族性前頭側頭葉変性症 *FTDLMAPT* を紹介します。

■家族性前頭側頭葉変性症 FTLD における微小管関連蛋白タウ遺伝子　*MAPT*

「家族性」前頭側頭葉変性症は一九三〇年ごろから報告されています。その臨床像、病理所見は多彩です。主な症状は、行動異常、失語、認知障害、パーキンソン症候群です。一九九六年、第一七染色体遺伝子由来のタウ蛋白封入体が認められる一三家系の知見を基に米国ミシガン大学で統一見解が作られ、この家系群をＦＴＤ－17と命名します。このうち一家系は若年性認知症を呈する多系統タウオパチー、Multiple System Tauopathy with Dementia, ＭＳＴＤと命名され、初めて**タウオパチーという概念**が導入されます。一九九八年この一三家系のうち九家系から微小管関連蛋白タウ遺伝子 Microtubule Associated Protein Tau gene, *MAPT* が発見されます。この家系は全員認知症を呈し、一部にパーキンソン症候群をみます。病理所見はニューロンのみ、またはニューロンとグリア細胞の両方に「線維状のリン酸化タウ」があることが特徴です。残りの四家系には MAPT 遺伝子の中央に位置する Granulin gene（*GRN*）遺伝子に異常がみつかります。この結果、ＦＴＤ－17は、*FTD-17MAPT* と *FTD-17GRN* にわけられました。

FTD-17MAPT は行動異常、言語障害、記憶障害、運動機能障害など多彩な症状を呈し、

しばしば精神症状で初発し、「タウ蛋白単独」でこれらの症状を呈することが判明しました。二〇一五年までに五三の*MAPT*遺伝子異常が一五〇家系でみつかっています。男女差はなく、平均発症年齢は四九歳、二〇代から七〇代後半まで分布し、平均病悩期間は八・五年（一・五〜二六・〇年）です。表現形としての症状は多彩で、家系内、家系間で異なります。

一九九八年には、タウ遺伝子*MAPT*のエキソン九、一〇、一三（蛋白質のアミノ酸配列を決めるDNAのCTAG塩基配列）とイントロン一〇（DNAからRNAへ転写されるが、蛋白質のアミノ酸構成としては利用されない）に「**変異**」が発見され、大部分は**タウのリピートドメインRDをコードするDNAの近傍**に起こっていました（アルツハイマー認知症のコラム・タウ蛋白参照）。「変異」はタウのメッセンジャーRNA（DNA転写、翻訳後、蛋白質のアミノ酸構成を決める前駆段階）レベルに働き、リピートドメイン「4R」タウを多く生じます。4Rは重合する速度が、3Rに比べて二・五倍から三倍速く、3Rは4Rの重合を防ぐ働きがあります。タウリン酸化はアルツハイマー認知症をはじめ、前頭側頭葉変性症FTLDなどの原因と考えられていますが、***MAPT*「変異」遺伝子自体は、期待されたタウリン酸化とは直接関係がありませんでした。**

■FTD-17*MAPT* 遺伝子組み込みマウスの研究

マンデルコウらは、FTD-17*MAPT* 遺伝子 TauRD を組み込んだマウスにさらに Tet Regulatory System（テトラサイクリン系抗生剤ドキソサイクリン投与で目的とする遺伝子の働きをオンオフするシステム）を組み込んだマウスで FTD-17MAPT 遺伝子 TauRD の働きをみています。このマウスの培養神経細胞では本遺伝子の発現三日目でタウの凝集がみられ、またこのマウスのタウを蛋白分解酵素で処理すると正常なマウスのタウも凝集することを観察します。次に遺伝子発現をドキソサイクリン投与で遮断すると四日以内に凝集は解消しました。

他方、マウス本体は、FTD-17*MAPT* 遺伝子 TauRD を一年間発現させ続けると神経原線維変化が蓄積し、迷路テストでは認知障害を示し、シナプスおよびニューロンの消失、活動電位長期増強 Long Term Potentiation LTP の消失をみました。凝集したタウは、リン酸化されていず、未成熟のニューロンの軸索には凝集タウが蓄積していました。さらに四週間のドキシサイクリン経口投与で FTD-17*MAPT* 遺伝子発現を遮断すると、症状は消失しました。この場合、凝集タウが残っていても症状は無くなっており、**凝集する前の水溶性タウオリゴマー**（数塩基から数百塩基のＤＮＡに由来し、一本鎖で分子量が小さい蛋白質）**が認知障害の原因であることが推定されました。**

FTD-17*MAPT* 遺伝子は変異が五三ケ所あり、その一つである P301L を組み込んだマウスの脳に合成したタウを注射しても同様の実験結果が得られています。しかしP301LマウスやR406Wマウスでは、過剰のリン酸化タウがみられる点が異なりました。この違いの原因は不明です。ただ、**認知能低下の原因が、過剰にリン酸化されたタウではなく、水溶性タウオリゴマーがその原因ならば、問題は二次的なものになります。**

さらにグリーン、マンデルコウらは、前述のFTD-17*MAPT*遺伝子発現をオンオフする方法を、タウ凝集を来しやすいFTD-17*MAPT*マウスと来しにくいFTD-17*MAPT*マウス、それに野生型のマウスに応用しています。この三系統のマウスの認知機能とfMRIと拡散ＭＲＩで一年観察した後、ドキソサイクリンを前二者に八週間投与して、FTD-17*MAPT*遺伝子のオンとオフをみます。ＭＲＩでみたニューロンネットワークは一年後、野生型に比べてFTD-17*MAPT*マウスで劣化が著明でした。また興味あることに、タウ凝集を来しにくいマウスでも劣化は同じでした。ドキシサイクリンを投与し、遺伝子発現を遮断した後は、タウ凝集を来しにくいマウス、来しやすいマウスともに、ニューロンネットワークは完全に回復がみられたのです。一方、病理的には軽度の劣化が引き続きみられました。この実験は、タウ凝集は認知能低下とは直接の関連が薄く、それよりも**タウオリゴマーなど可溶性タウの増加が認知能低下に関係する**ことを示し、この段階で治療を始める必要性を示唆しています。

テトラサイクリン発現誘導システム Tet Regulatory System

テトラサイクリン発現誘導システム、Tet Regulatory System は抗生剤テトラサイクリン耐性を獲得した細菌の遺伝子 *tTA*、*rtTA* を、特定の遺伝子（タウ遺伝子など）が位置するＤＮＡの上流に組み込んだマウスで、テトラサイクリンを培養細胞では培地に入れたり、マウスの泳ぐプールの水に溶かして遺伝子を発現させたり（スイッチオン）、発現を遮断する（スイッチオフ）方法です。通常テトラサイクリンの代わりにより安定なアナログであるドキシサイクリンを使います。可逆性がなく、遺伝子の多面発現性（一つの遺伝子が複数の作用を示す）を伴う遺伝子組み変えや遺伝子をノックアウトする方法に比べ、任意に細胞または生体のままで遺伝子発現をオンオフできるのがこの方法の優れた点です。*tTA* はテトラサイクリン制御性トランス活性化因子、*rtTA* はリバーステトラサイクリン活性化因子の略です。前者はスイッチオン、後者はスイッチオフに働きます。両者ともテトラサイクリン結合遺伝子とヘルペスウイルスＨＳＶカプシドの遺伝子やＨＩＶ遺伝子の一部を組み合わせて作ります。

テトラサイクリン発現誘導システムは特異性に優れ、肝臓、脳など特定の臓器や特定の神経細胞などに限って遺伝子の働きを探ることができます。また一九九二年の最初の報告ではタウの代わりに用いた発光酵素ルシフェラーゼ活性はドキシサイクリンの濃度に応じて〇から一〇の五乗までと応答性が抜群に優れていて、脳血液関門があって薬剤が通過しにくい脳の遺伝子の研究に適しています。

■脳腫瘍による認知症

【症例】左側頭葉の神経膠腫・グリオーマ

七六歳　女性　右利き

六ヶ月前、物忘れに気づく。吃るようになった。一ヶ月後、辻褄の合わぬことを言うようになったが、他人の言うことは理解できた。二ヶ月後右上下肢の麻痺を認め、認知症様の行動異常が加わった。けいれん発作の後、無言無動状態に陥り、臥床するようになった。脳シンチグラムでは左側頭葉に造影剤の集積を認めた。開頭手術で、左側頭葉原発の神経膠腫・グリオーマと診断された。その後失語症を呈し、昏睡に陥り死亡した。全経過六ヶ月。

生前右利きで、左脳半球、側頭葉に生じた神経膠腫・グリオーマにより、認知障害、行動異常で初発、急速に悪化し六ヶ月の経過で死亡した。

脳腫瘍は、脳自身から生じる原発性脳腫瘍と他の臓器の悪性腫瘍が転移してできる転移性脳腫瘍があります。原発性脳腫瘍は、いったん発生するとその後は再生しない神経細胞からでなく、再生を行っている髄膜の細胞やグリア細胞などから生じます。悪性と良性のものがあり、良性のものは、髄膜腫、下垂体腺腫などがあります。良性脳腫瘍の場合には手術で完全に摘出できれば完治が期待できます。悪性腫瘍はグリア細胞由来のものが脳腫瘍全体の四分の一を占め、そのほか悪性リンパ腫などがあります。良性、悪性を問わず、右利きの人では、腫瘍が左脳半球（優位半球）の側頭葉、とくに内嗅領皮質を浸潤（がん細胞が広がる）、圧迫すれば認知症を呈します。しかし右利きの人の右の半球（劣位半球）に腫瘍が生じたり、外から腫瘍が圧迫しても認知症は生じないのです。

六　認知症を来す疾患とその病因分類

表5はこの本で説明してきた認知症を来す疾患につき、疾患名、蓄積する蛋白質、病原体、進行の様式、予防ないし治療が可能かどうかについてまとめたものです。この表を通覧し、考察すると、以下の結論が導かれます。

①認知症は症候群

いずれの疾患も側頭葉内側・辺縁系・内嗅領皮質の出入力系を侵して認知症を来します。原因は色々ありますが、認知症という共通した症状を示し、**認知症は**「**症候群**」であることを示します。

②病因が感染症で、予防が可能なものがある
1から7までは、「感染症が原因と確定ないし推定されて」いて、予防や治療が現在可能ないし将来可能と見込まれます。
③辺縁系自体が微生物に対して選択性を持つ
ウイルスなどの微生物が起こす脳炎には、インフルエンザ脳炎（認知症を来さないので、表にはない）など多数あります。しかし、インフルエンザ脳炎では、脳全体に炎症が及びますが、認知症を来しません。一方、この表に挙げた微生物でもトレポネーマ・パリドゥムやＨＩＶウイルス、異常プリオン蛋白は、辺縁系を超えて全脳に感染が及びます。辺縁系は微生物のうち、**ヘルペスウイルスだけを選択する**現象が認められます。
④自己抗体脳炎は辺縁系を選択的に侵し、辺縁系の進化に由来する脆弱性、つまり認知症の進化説を裏付ける（ＮＭＤＡ受容体に対する自己抗体による辺縁系脳炎など、自己免疫による認知症の章参照）。

表５　認知症を来す疾患とその病因分類

疾患名	貯留蛋白質・病原体	進行様式	予防治療
1 アルツハイマー認知症 AD	リン酸化タウ　Aβ HSV VZV	潜伏性	可能
2 嗜銀顆粒性認知症 AGD	リン酸化タウ HSV?	潜伏性	可能？
3 単純ヘルペス脳炎	HSV ウイルス	急性	可能
4 帯状疱疹脳炎	VZV ウイルス	急性	可能
5 ヤコブクロイツフェルド病 CJD	異常プリオン蛋白 PrP	亜急性	?
6 HIV 脳炎	HIV ウイルス	潜伏性	可能
7 進行麻痺	トレポネーマ・パリドウム	潜伏性	可能
8 自己免疫性脳炎	自己抗体 αエノラーゼなど	ゆっくり	可能
9 海馬硬化症 HS-Aging	TDP43	潜伏性	?
10 レビー小体認知症 LBD	αシヌクレイン	潜伏性	困難
11 パーキンソン病に伴う認知症 PDD	αシヌクレイン	潜伏性	困難
12 進行性核上性麻痺 PSP	リン酸化タウ	潜伏性	困難
13 皮質基底核変性症 CBD	リン酸化タウ	潜伏性	困難
14 脊髄小脳変性症 SCA		潜伏性	困難
15 白質脳症 Leukodystrophy	動脈硬化 アミロイド血管症	ゆっくり	可能？
16 脳梗塞　脳出血	動脈硬化	急性	可能
17 前頭側頭葉変性症 FTLD	TDP43 リン酸化タウ FUS（Fused in Sarcoma）	潜伏性	困難
18 筋萎縮性側索硬化症 ALS	TDP43	比較的急速	困難
19 脳腫瘍	癌化したグリア細胞、悪性リンパ腫	急速	困難

第３章　認知症のケア

一　医療倫理の変遷とＡＣＰ「人生会議」

医療倫理の変遷、ACP Advance Care Planning「人生会議」

病める人を診る時の倫理基準は、ヒポクラテス（ＢＣ四六〇～三七〇）の誓いが二千五百年余、守られてきました。ヒポクラテスの誓いは、患者の生命と健康保持のための医療を要とし、患者への誠意、プライバシーの保護、医学教育における徒弟制度の重要性、専門職としての医師の尊厳などを記しています。しかしヒポクラテスの誓いは、医師のパターナリズム（独善的規範）を招きやすいとして、一九七〇年代以降はインフォームドコンセント（ＩＣ）を始めとする個人の権利を尊重する規範が医療の現場で普及し、現在に至っています。具体的手法としてはＩＣ、事前指示ＡＤ、ＰＯＬＳＴ（生命維持治療に関する医師の指示書）を経て現在、**ＡＣＰ Advance Care Planning**が登場しています。中でもＡＣＰは現在までの医療倫理規範の中でも最も有効と評価されています。ところが、厚労省が二〇一八年に発表した調査によると、ＡＣＰを実施している医師は三割程度で、「ＡＣＰを知らない」と答えた医師は四割にのぼっています。

ＡＣＰは二〇一八年一一月、厚労省が「**人生会議**」という愛称で呼ぶことに決めました。愛称をつけることでＡＣＰを普及、浸透させることを狙っています。「うちもそろそろ人生会議をしよう」というように、日常会話になることを期待しています。

ＡＣＰは本人・家族が医療・ケアスタッフと相談しながら、終末医療に関して意思決定をしていくプロセスそのものを意味します。ＡＣＰにおいては、本人の価値観・死生観・信仰・信念・人生の目的などを医療・ケアスタッフと本人・家族などが共有し、診断と治療の選択肢、予後（病気の見通し）情報を共有し、治療方針を決めます。一旦作成した後も時々見直します。**ＡＣＰの要は、医療者と本人・家族のコミュニケーションと予後の告知**をはっきりさせた点です。

ＡＣＰの効果は、二〇一〇年に発表された豪州メルボルン市の八〇歳以上の入院患者、ＡＣＰ実施群八〇人とＡＣＰでなく通常の説明を行った対照群一五〇人での研究で明らかとなっています。看護師は患者・家族と患者の死亡前に一回から三回面接し、死亡から一〇〇日後家族と再面接しています。ＡＣＰ実施群ではうつ、不安、ＰＴＳＤ（心的外傷後ストレス症候群）が有意に少なく、生存群でも医療やケアへの満足度が高いことが報告されています。報告では、**コミュニケーションそのものに意義があり、他の複数の報告でも患者家族の満足度が高まった**と記されています。

ここで私がある特別養護老人ホームで実施したＡＣＰの実施前と実施後の年別みとり率の変遷を紹介します（表６）。

この施設を担当するクリニックのカルテおよび施設のカルテには入院した際の診断名と処方が記されていましたが、病状や治療の経過、既往歴の記載がほとんどなく、また本人・家族へ診断・治療・予後の説明を実施した跡もなく、死亡は病院死が一般的でした。それでも入院した病院で、家族が担当医にみとりを希望し、ホームでみとりとなった例があり、二〇一〇～二〇一一年では二割程度に施設でのみとりが実施されています。この数字は、ＡＣＰが実施されていない地域におけるみとり率と同じです。本人・家族が積極的に自宅や施設での穏やかな臨終を望み、平穏な死を実現するには、どうしても医療者側から、積極的な働きかけが必要なことを示しています。また病院への受診を巡っては家族と接する施設の看護師の負担がきつ

表6　特養ホーム250人（90.8±7.0平均±SD）のみとり率

年	死亡人数	みとり人数	みとり率（%）
2017	32	24	75
2016	42	31	74
2015	30	22	73
2014	28	16	57
2013	34	13	38
2012	37	25	68
2011※	28	6	21
2010	19	2	11
計	250	139	56

※2011年中途よりACP実施

く、それが原因でうつになった気の毒な例がありました。

私は赴任した二〇一一年中途から、家族に会って病歴を詳しく聴取する機会を設けてもらい、認識力のある本人・家族に診断、治療法、予後、とくに終末医療に関しては詳しく説明するようにしました。しかし、臨終が近くなってから説明したのでは、家族が死を受け入れるにはあまりにも時間が短く、納得してもらうには遅すぎることを実感します。

そこで、施設の入所時健康診断の時に、資料「高齢者リスク説明書、アルツハイマー認知症の病状経過、予後、死因、ACPを説明した新聞記事」（227〜230頁）に示すごとく、「高齢者はどのようなリスクがあるか、食べられなくなったらどういう選択肢があるか、施設で行っている医療の内

高齢者リスク説明書

ここの特別養護老人ホームでは、利用者が快適な入所生活を送れるよう、身体拘束の廃止や安全な環境作りに努めています。一方、利用者の身体状況や病気のために、下記のようなリスクがありますので、ここに説明します。

・下記の項につき、チェックの上、ご納得頂いたら、この説明書に署名捺印し、担当介護相談員に渡して下さるようお願いします。

□ここの特別養護老人ホームでは、生活の場であることを重視し、拘束を行わないことから転倒・転落による事故が起こる可能性があります。
□転倒・転落をすると、骨折・外傷・脳の損傷を招く怖れがあります。
□高齢者の骨は脆く、とくに長期間臥床の方は、通常のケアでも骨折することがあります。
□いったん骨折が起こると、免疫の低下から、他の病気を併発することがあります。
□高齢者の皮膚は薄く、少しの摩擦で皮膚剝離（皮膚がめくれる）が起こります。
□血管が脆く、軽い打撲でも皮下出血が起こります。
□環境の変化から認知症が急速に進行することがあります。
□加齢や脳梗塞、認知症のため、嚥下する能力が低下し、誤嚥、誤飲、窒息のリスクが高くなります。
□横隔膜裂孔ヘルニア、逆流性食道炎があると、誤嚥性気管支炎、肺炎のリスクが高まります。
□高齢者の７人に１人はクモ膜下出血、心筋梗塞、大動脈解離、動脈瘤破裂、無熱性肺炎などにより、発症から 24 時間以内に急死されます。
□急に全身状態が悪化した場合、日中は看護師、夜間は介護士、介護相談員の判断で、ご家族に連絡の上、病院へ搬送することがあります。
□みとりのご承諾を頂いた場合は、ホームでみとりをさせて頂きます。

以上のリスクは自宅においても、起こり得ることなので、ご理解下さるようお願いします。なお、不明の点は遠慮なくお尋ねください。

私は、上記リスクについて、ホームの診療を担当しているクリニック医師より説明を受け、理解しました。またホームで実施している身体拘束廃止の取り組みについても理解し、承諾します。

西暦　　　　年　　月　　日

利用者氏名＿＿＿＿＿＿　保証人氏名（続柄）＿＿＿＿＿（　　）印

特別養護老人ホームおよびクリニック

食べられなくなったとき

病気のため、食べられなくなるときがあります。その場合の選択肢とその後の見通しについて記しました。

1　手足の静脈から点滴をする

水分や塩分、少量のブドウ糖、ビタミン補給ができます。静脈は次第に傷んでいくので、長期間続けることはできなくなります。医療従事者によるケアが必要です。

2　中心静脈栄養法

大手術などでしばらく食べられない場合に使われます。管を心臓の近くまで通しておき、濃いブドウ糖など、かなりのカロリーを供給できます。管は首・鎖骨の上部から入れます。皮下にプラスチックの袋を埋設する方法もあります。

3　経鼻経管栄養法

鼻から胃まで管を入れ、栄養を供給します。

4　胃ろう（内視鏡的胃ろう造設法）

腹壁から胃にかけて穴を開け、ボタンといわれるプラスチックの蓋をし、栄養を補給するときはボタンを開けて栄養を入れます。

5　口を希望に応じて濡らす程度にし、栄養摂取は控える方法

身体の脂肪組織を主に燃やして必要な水、エネルギー、栄養素は供給され、脂肪が燃えて生ずるケトン体は苦痛を和らげる効果があります。自然界の動物と同じ死に方です。

病気について

1　喉頭がん、筋萎縮性側索硬化症、脳梗塞、脳出血、神経性食欲不振症

嚥下（のみこみ）障害が主で、脳のはたらき（意識、意思疎通）が保たれている方には経鼻経管栄養法または胃ろうが適応となります。

2　認知症、パーキンソン病、脳梗塞などの終末期

脳のはたらきが重く障害されている方に、経鼻経管栄養法または胃ろうを行うと身体だけが生きている状態になり、一方脳の病気は進行します。患者さんの苦痛の時間は増えます。

3　誤嚥性器質化肺炎

唾や食物が誤って気管・気管支に入り、起こります。肺胞に膿がたまり、治療は抗生物質を点滴し血中濃度を高く保つ必要があります。しかし免疫が衰えているため膿が残ってしまうと、不治となります。

終末期の医療では人間らしさを尊ぶ姿勢が欠かせません。私どもは痛みを和らげ、苦しみを取り除くことに全力をかたむける医療を心がけています。

特別養護老人ホームおよびクリニック

アルツハイマー認知症の予後、死因

１　認知症自体の進行によるもの
・傾眠傾向：意識の中枢の病変：日中も眠っていることが多く、食事が進まない⇒栄養の低下
・無呼吸発作：呼吸中枢まで病変が及ぶ　そのまま死亡することがある
・痙攣発作：運動野の神経細胞の異常興奮　無酸素脳症を起こす
・嚥下障害：嚥下を制御する脳幹部の病変による

２　合併する感染症や、外傷、骨折などに由来する免疫力低下によるもの
・誤嚥性（器質化）気管支肺炎　口腔内細菌の誤嚥で起こる
初回の肺炎は重症でなければ治すことができる　初回でも重症の場合は死亡する
ある程度繰り返すとくすぶった状態に陥り、やがて死亡する
・インフルエンザなど呼吸器系ウイルス感染症
・感染性胃腸炎、ノロウイルスなど
・帯状疱疹
・尿路感染症　膀胱炎・腎盂炎・腎盂腎炎など
・褥創感染・後腹膜膿瘍　・敗血症
・外傷・骨折

３　並存する病気の悪化、突発的に起こる致死性疾患によるもの

４　平均病悩期間は8～11年
一般に三期に分けている
初期：記憶障害、見当識障害（時間・空間の認識）、自発性減退、迷い子、2～4年
中期：進行性の痴呆、言葉が出なくなる、排尿排便がうまく行かない、親しい人の顔が分からない
後期：高度の痴呆、表情の喪失、手の代りに口を使う、けいれん発作、四肢の拘縮

○○クリニック

将来の治療方針を患者・家族と話し合う「アドバンス・ケア・プランニング（ACP）」と呼ばれる取り組みが医療現場で始まっている。意思決定が難しくなる場合に備えて自分の希望を考えてもらう取り組みで、結論だけでなく話し合いの過程を重視するのが特徴だ。緩和ケアの一環として取り入れる医療機関もある。

終末期の治療、事前に話す

患者・家族が意思共有 取り組み広がる

ACPが想定するのは高齢者や末期がんの患者ら。症状が安定している段階で、先々の治療を話し合う。手術や胃ろう、抗がん剤など考えられる処置や効果、痛みの程度などを分かりやすく説明し、受けたい治療や治療の場所、自分の代わりに判断にかかわる人を考えてもらう。

進行に応じ何度も

ACPの仕組みに詳しい会田薫子・東京大特任准教授によると、米国では1990年代に始まり、英国、オーストラリアなどで導入されている。患者の意思を尊重する制度としては、延命治療についての希望を書面で示す「事前指示書」や「リビングウィル」があった。これらは書面そのものが尊重されるのに対し、ACPは家族らを交えた話し合いの過程に重きを置く。事前指示書などが発展した形といえる。

病気の進行に応じて何度も話し合うため、過去の書面がその後の意向も分からないまま残ったり、家族が存在を知らずに別の治療を主張したりするといった問題も回避できる。延命治療をめぐる家族間の意見を話し合う場にもなる。

具体的には以下のようなイメージだ。

肺炎で入院した80代男性。過去に脳梗塞を発症し、主治医はこの先も肺炎や脳梗塞になるリスクが高いと判断。看護師が話し合いの場を設けた。「最後はどこで過ごしたいですか」「どんな治療を受けたいですか」。看護師の質問に男性が「自宅」や「痛みや苦しみはできるだけ軽く」と希望を伝える。その隣では妻が静かにうなずく。結果は書面にすることもあるが、すべてを残す必要はない。

話し合って考えたい主な項目

将来、自分のことを決められない状態になった場合

● 治療の目標は
- □なるべく迷惑をかけずに自宅で生活
- □ヘルパーらの助けを借りて自宅で生活
- □病院や施設でも、食事やトイレが自分でできる生活
- □とにかく長生きする

● 受けたい治療は
- □1日でも長く生きられるような治療
- □とにかく病気が治ることを目指す
- □苦痛を和らげるための十分な処置
- □自然に最期を迎えられるような最低限の治療

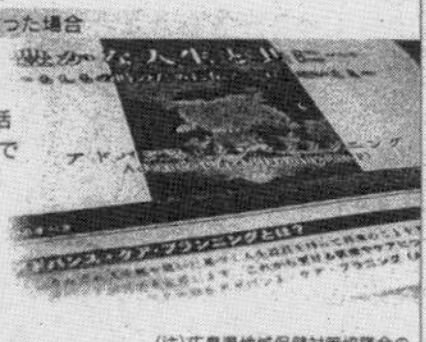

(注)広島県地域保健対策協議会のチェックリストを基に作成

話し合いのイメージ

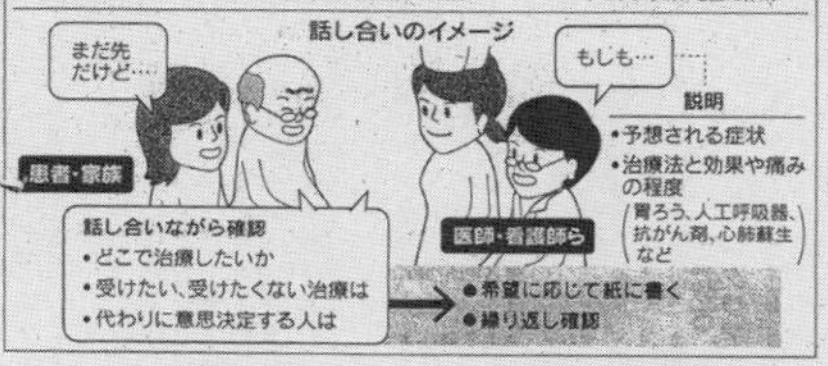
まだ先だけど…
患者・家族
話し合いながら確認
•どこで治療したいか
•受けたい、受けたくない治療は
•代わりに意思決定する人は
もしも…
説明
•予想される症状
•治療法と効果や痛みの程度
(胃ろう、人工呼吸器、抗がん剤、心肺蘇生など)
医師・看護師ら
●希望に応じて紙に書く
●繰り返し確認

痛みや不安、軽減に期待

国立長寿医療研究センター（愛知県大府市）は2011年に本格的に導入した。これまで対象になったのはがんや脳梗塞など150人超の患者。緩和ケアを担当する医師や看護師が、1時間ほどの話し合いを1人当たり平均2〜3回実施する。事前に「延命治療は受けたくない」としていた患者が説明を聞いて希望を変えた事例もあった。

同センターの西川満則医師は「話し合いを重ねて患者の願いに沿った治療をすれば痛みの軽減にもつながり、家族の不安も減らせる」と話す。

モデル事業に着手

国も効果に注目する。14年度には同センターがACPの研修をした看護師や医療ソーシャルワーカーら24人を全国10病院に相談員として配置するモデル事業を始めた。計397人の相談にあたり、アンケートに答えた患者の8割が「不安が和らいだ」、9割が「役立った」と肯定的だった。

地域レベルでは、広島県や地元医師会などでつくる広島県地域保健対策協議会が普及をはかる。

14年度には県内2地域で啓発に力を入れた。将来受けたい治療などを尋ねるチェックリストも作成した。高齢者の会合などでリストを配布して自分の希望を考えてもらい、かかりつけ医と話すよう呼びかけた。

なんぶ内科医院（同県東広島市）は70〜90代の約10人とリストに沿って将来の治療方針を話し合った。結果はカルテと一緒に保管している。別の病院に入院する際にも引き継ぎ、本人の希望を伝える手段となった。楠部滋院長は「意向を改めて確認するきっかけになった」と評価する。

普及には課題もある。患者の希望確認は、延命治療の中止を促す制度などと誤解されることがある。国立長寿医療研究センターの三浦久幸・在宅連携医療部長は「医師、患者ともに趣旨を正しく理解しなければ浸透しない」と話す。

広島県の事例では、医療機関によって取り組みに温度差があった。「医師は治療で忙しく、話を聞く時間は限られている。切り出しにくい患者もいる」（楠部院長）。広島県緩和ケア支援センターの本家好文センター長は「介護保険の申請の機会に医師と話し合うなど道すじを作る必要がある」と指摘する。

（小川知世、山崎純）

「書面に残す」賛成7割

厚労省、成人男女に調査

厚生労働省が2013年に実施した意識調査（20歳以上の男女約2100人）では、判断ができなくなる場合に備え治療方針を書面に残すことに賛成した割合は約7割。しかし実際に「家族と詳しく話し合っている」のは2・8%で、55・9%は「全く話し合ったことがない」と答えた。書面を作っていたのも3・2%で、必要と考えつつも行動に移す人は少ないようだ。

書面の性格についてのとらえ方も異なる。「書面に従って治療してほしい」は25・6%で、「書面を尊重しつつ家族や医師の判断も取り入れてほしい」割合は65・3%。健康な段階では、はっきり意思を決めかねている様子もうかがえる。

東京大の清水哲郎特任教授は「大事なことは、ACPを通じて人生の最終段階をどう過ごすかを考えること。根付かせるには、真の目的を理解したうえで地域や医療現場で地道に広げる必要がある」としている。

日本経済新聞　2015年9月13日より

容、入院しても施設にいても予後が同じ場合は、希望すれば、施設でみとることができる」、つまりＡＣＰの趣旨を説明するようにしました。

施設は一五〇床の規模なので、家族全員にＡＣＰが行き渡るのには、五年を要しました。ＡＣＰの効果は絶大で、二〇一五年以降は、みとり率は七三～七五％とアップし、穏やかなみとりが行き渡ることにより深刻な苦情が減り、看護師、介護士、介護相談員も心理的負担が減るようになったのです。

二　認知症のパーソンセンタードケア

認知症ケアの歴史にはどこの国でも二つの段階が見られます。最初は、認知症が病気として認められ、より正確な診断が求められる段階です。この段階では医療が認知症ケアの指針となりました。つまり「**病気中心のケア**」でした。しかし、治らない病気であることから、徘徊や妄想などの行動障害の説明が中心で、本人の立場からケアを考えることはあまりありませんでした。

第二段階は認知症を抱える人を介護している人たちから始まりました。その人たちは、認知症を抱える人への**関わり方次第で、その様子や状態が違う**ことに気づいたのです。そして本人が何に苦しんでいるか、どんな不安を抱えているのか、介護者や周りの人々に何を求めているかを考え、それに応えていくことの大切さを知ったのです。すなわち、「**病人中心のケア**」に**方向転換した**のです。

最初の段階では、ケアに積極的な意味を見出せなかったので、本人だけでなく、介護者も絶望感から抜け出すことがなかなかできませんでした。しかし、第二段階では、ケアの大切さと介護者の役割が明らかになりました。お互いに同じ人として認め、その人に前向きに関わっていくことで、認知症を抱えていても普通の暮らしを送る援助ができるのです。このような認知症の人自身の視点に立った接し方や環境づくりが大切だという認識が広がります。米国で生まれた「バリデーション」やフランスで生まれた「ユマニチュード」も、こうした考え方に基づいています。

英国のトム・キットウッド（一九三七～一九九八）はこの第二段階のケアをパーソンセンタードケア（その人中心のケア）と名付け、認知症ケアを理論的に体系化しました。日本の認知症ケアもすでに第二段階に入っています。ここではキットウッドに従って彼の方法論と具体的手法を一部紹介します。

キットウッドの方法論は体系的に述べられており、「**その人らしさの概念・パーソンフッド**」に始まります。ここでは方法論のまとめとして次の一節を記します。

新しい文化、つまりパーソンセンタードケアでは、認知症を持った人を恐ろしい病気をもった人とするような**病人扱いはしません**。また、認知症の人を、たとえば知的能力低下の段階論のような、出来合いの構造化されたスキームの単純なカテゴリーにも還元しません。新しい文化は認知症の人それぞれの独自性に焦点を当て、**彼らが達成したことを尊重**し、**彼らが耐えてきたことに思いやり**を持ちます。そして、生命の源泉として「**感情を取り戻し**」、人間が心身一体の存在であることを受け入れ、人間の存在が本質的に社会的であることを重視するのです。

以下具体的手法について、キットウッドから一部補足しながら説明します。

大切なのは仲間がいてくれること

私たちはみな、社会的に生まれついています。人類が生活を始めたとき、集団で多くのことを共にし、大半の時間を親密に過ごしてきました。現在では人の移動が増え、多くの人が家族や友人から離れて暮らしていますが、私たちの基本的な性質は変わっていません。…知力が衰えている人は、おそらく仲間との触れ合いを強く必要としているでしょう。ですから、その社会的性質を認識し、**他の人と分かち合う人生を形作り、それを保てるようにできることを全て行う**ことが大切なのです。

コラム■同じ目線の上に立つ

日本認知症医療の第一人者長谷川和夫先生は、キットウッドのパーソンセンタードケアを非常に高く評価されています。先生の新聞への投稿欄では、少女による転んだ子のケアを観察したエピソードを記されています。「公園を歩いていた小さな子が転んで泣き出してしまった、すると四歳ぐらいの女の子が駆け寄ってきて、助け起すのかと思ったら傍に自分も腹ばいになり、にっこり笑いかけた。泣いていた子もつられてにっこりした。女の子が起きようねと言うと小さな子はうんと言い、二人は手をつないで歩いて行った…。」長谷川先生は、この女の子は「その人中心のケア」の原点を表していると述べられています。「倒れた子のもとに駆け寄って、上から手を引いて起すのではなく、まず自分も地面に横たわる。これは、ケアを必要としている人と同じ目線の高さに立つということです。それから、頃合いを見て、自分で起きようと勧めます。自力で起き上がることができた子はさぞ嬉しかったことでしょう」。こんなケアが広まったらいいなと長谷川先生は願っています。

感情につきあう

心は脳より強いものです。私たちの**感情は、思考より深い**のです。これまでわかった限りでは、感情を司る脳の部分（扁桃核）は、思考を司る部分（前頭葉高次連合野）に比べてずっと損傷を受けにくいのです。ですから、介護者は介護される人の感情に特に敏感である必要があります。感情は幅広いものです。喜びや幸福、希望につきあうのはおそらくたやすいことでしょう。けれども、私たちは否定的と思われるものを含め、**全ての感情につきあう必要がある**のです。…怒りや憤り、ねたみ、フラストレーション、悲しみ、絶望といった感情はどんな人の人生にもつきものです。こういう感情を私たちが受け入れ、他の人にその表現を許さなければ、その感情を受け入れていない、そんな感情は本物ではないというメッセージを送っていることになってしまいます。

コラム■感情の歴史学

感情（emotion は「e：外へ」「motion：動く」の意です）は「知」と並んで人の基本的属性をなします。感情の研究は二一世紀に入ってたいへん盛んになりました。その主な理由は、①地域紛争や難民などグローバル化に起因する諸問題を解決するためには、感情を研究対象とする必要性が生じたこと、②認知科学の発展により意思決定過程における感情の重要性が明らかになったこと、③感情はどの社会にも存在し、感情の歴史学は地域横断的な比較史や交流史研究を促進する領域となること、④感情史は多様な地域を感情という一つの視点から眺められることから「下からのグローバル史」を捉えることによります。つまり従来のグローバル史が巨視的視点からの比較経済史であったのとは異なり、個人と社会の関係を見直し、感情的人間の微視的視点からグローバル化の歴史を捉え直す契機として期待が寄せられています。

不安について

不安は**将来に対する見通しがつかない**ことから生まれます。これは健常者でも同じです。認知症の人にみられる最初の不安は、自分の病気の**診断が決まらない**ことから生じます。日常生活に差し支えがなく、その上病識（自分が病気であるという自覚）がある人では不安がいっそう強くなります。この場合は早く専門家に受診して診断を確定してもらうのが最善です。診断が決まれば、予測される事態に予め備えることができ、不安は弱まり、落ち着いて生活ができるようになります。これは他の病気、がんや糖尿病なども共通しています。次に生じる不安は、診断以降の生活の中で生じます。それはフレンドリー社会の中では起こりにくく、パーソンセンタードケアが対応法ですし、それでも収まらない場合は向精神薬や音楽療法を考慮します。

相手が何を言おうとしているかを把握する

相手の言うことに対応する際、最善の方法は、**何かを伝えようとしているのだと捉えること**です。実際外国語の通訳のようになる必要があるのですが、ここには大きな違いがあります。それは、混乱した人の数だけ、**違う言語があるということです**。大切なことは、言葉の奥にあるメッセージや望みを探してみることです。言葉と一緒に伝わってくる感情を理解するようにしてください。顔の表情はどうですか？アイコンタクトをとる。多少とも緊張しているようですか？身体のどこかを動かしたがっているようですか？　…ＶＲ（バーチュアル・リアリティ）を使った疑似体験で、認知症の人が車椅子に乗るときなどの恐怖感を理解し、実際の介護に生かしてください。

どんどん褒めよう

知力が衰えている人は、困難なことや不便なことが多いので、褒められ、励まされることをとても必要としています（報酬系）。ですから何かがうまくできたときは、褒めてあげるようにしましょう。

性的に不適切な行動への対応

知力が低下している人も、**年齢を問わず性的な衝動や願望**を持っています。記憶やその他の知的能力が低下しているからといって、性的な感情はなくなりません。ここで介護者にとっての問題は、介護される人の性的衝動にどう対応するかということです。あからさまに性的なことをしている人を無視したり、批判しても効果はありません。性はとても複雑なもので、明らかな性的衝動のほかに、**親しさ、温かな愛情、男らしさや女らしさ、受け入れられること、身体的接触、生きている実感を求める気持ち**が含まれているのです。介護者としてこれらの望みのうち、いくつかの対応をすることはできるでしょう。介護者として、私たちは自分の性的衝動と同様に、介護される人の性的衝動についても全く自然のものとして受け入れる必要があります。性は私たち人間の一部ですし、人間らしさのほぼ全ての側面と結びついています。私たちは性的な存在です。私たちが生きる知恵の一つは、自分の、そして他の人の性的な望みに賢くそして理解をもって対処することでしょう。

■よいケアをしていくために、介護者は自分のことにも目を向けよう

ケアは職業にしろ家族がするにせよ、もっとも人間的らしい仕事といえるでしょう。しかしよい介護者の素晴らしい技能には、残念ながらそれに見合った社会的認識がされていません。

ケアの仕事には、優しさと洞察、そして限られた職業だけに見受けられる現実のノウハウとの特別な組み合わせが求められるのです。貴方がもしも**ケアが上手で自身が満足感を覚えることができるならば、貴方は特別な人**だといえます。

よいケアを続けていくためには、私たちの基本的人権が満たされることが重要です。一つは**息抜き、リフレッシュが必要**です。何か全く別のことをする時間を持つことです。貴方自身を、そして貴方にも必要性があるのだということを認めることです。二つ目は、**周りからのサポート**です。貴方は聖人君子でもなく、ただの普通の人間なのです。息抜きの時間を確保するには、周囲の助けを探してみてください（日本では高齢者相談センター、お年寄り相談センター、地域包括センターなどがあります）。これは市民としての貴方の権利なのです。三つ目は、貴方には本当に心を開いて**話を聴いてくれる人が少なくとも一人は必要**です。もしかしたら、喜んでそうしてくれる人は、貴方が思っているより周囲に多くいるかもしれません。

貴方の地域にケアワーカーの団体があれば、参加してみてはどうでしょう？　なければ貴方が他のワーカーと一緒に作ってみてはどうでしょう？　さらに研修を受ける機会を雇用主と一緒に検討するようにしましょう。雇用主が貴方と貴方の成長に責任を持ってくれない将来性のない職場だと分かったならば、そこにとどまるべきなのかどうか慎重に考えてみてください。長い目で見れば、貴方の技能と専門知識がもっと正当に評価される職場を探し始めるほうが貴方のためには良いかもしれません。ケアの仕事が本当は最高に価値ある仕事と認識されるようになるまでには、長い時間がかかるでしょうが、現在、事態は進行形で変化しています。

■福祉サービスの組織のスタイルと構造

キットウッドはさらに、パーソンセンタードケアの実践に欠かせぬ組織のスタイルについて、方法論の中で詳細に論じています。ここでは経営者についての一章の中の一部を紹介しましょう。

福祉サービスを提供するどんな組織にも、**経営者による従業員の扱われ方と利用者自身の扱われ方には密接な類似性**があります。もし従業員が見放されたり虐待されたりしていれば、おそらく利用者もそうされるでしょう。もし従業員が援助を受けて励まされていれば、介護職の人々は自分自身の安定した気持ちを日々の仕事に取り入れるでしょう。したがって、もし組織が利用者に優れたケアを提供しようと心から全力を傾けるならば、つまり、利用者のその人らしさ・パーソンフッドに全力を傾けるならば、**組織は、必ず全ての職員のその人らしさにもあらゆる面で全力を傾けなければいけません。**

認知症をケアする個別組織では、三つの階層、すなわち管理者、上級ケアチーム、直接介護職があるとした場合、そのスタイルと構造について、キットウッドはAタイプとBタイプに分け、Ａタイプは認知症ケアに不適切、一方Ｂタイプはかなり適しているとしています。

Ａタイプでは管理者はただ役割に基づいて優越した立場をとる傾向があります。階層性があり、軍隊や昔の工場のように命令は下へと伝えられます。「下」からの建設的意見はほとんど聞いてもらえません。管理者は運営と対外関係に関わりますが、ケアの直接の提供にはほとんど関わったことがありません。職員は管理者をよそよそしく、近寄りがたく、他のことに没頭していて、利用者とケアに関わる日常の細かいことには無関心な人として見ています、Ｂタイプの管理者の権限はＡタイプとは異なった基盤に基づいており、**尊敬と信頼**が伴っています。管理者の役割は、コントロールするよりも力づけたり自発性を促すことであり、職員からのフィードバックを受けることを好みます。

しばしばＡタイプの組織形態は手続きや文書業務を盲目的に崇拝しますが、不思議なことに個人のことや対人関係には無頓着です。コミュニケーションのチャンネルは全く存在せず、職員の責任や勤務時間が事前の相談なしに変更されます。職員の要求は無視され、その理由も明らかにされません。このような配慮を欠く結果、利用者は画一化され孤立化します。Ｂタイプの組織は対人関係における高度なスキルを持ち、コミュニケーションのチャンネルを通じた重要な情報が蓄積され、利用可能であり、生き生きとした文化に蓄えられた豊かな知識も存在しています。このような現場では、個々の職員は他の職員と利用者の経験に差別なく関心を示し、柔軟に、効果的にすぐに対応でき、共感と個人に関する知識を巧みに組み合わせ、それぞれの独自性を尊重して認知症の人を理解します。

以上のことから直接、心理的な特質が導かれます。Aタイプの現場は個々の職員の経験、とくに職員が感じていることに無関心です。感情を認めることはこの組織の運営規範ではありません。それに対応して、利用者の感情に触れるケアは行われず、薬を使って「問題行動」をコントロールする傾向が強いのです。職員は職場で専門家集団を維持する以外に選択肢はなく、感情は隅に追いやられるか、多くの個人的犠牲を代償として抑圧されます。Bタイプの現場では、**職員は自分自身になることができ、役割や地位に関係なく、感情は大切にされます。**精神的に傷つきやすい職員がいても、その事実を隠す必要はありません。問題を公にしても、非難されず受け入れられます。必要な支援が受けられると分かっているからです。利用者のケアでも同じように、感情ははっきりと隠し立てなく扱われます。

コラム■カスハラ、カストマーハラスメント

交通機関、スーパー、介護現場などで、客が常識では考えられない粗野な振る舞いをしたり、業務外の過剰なサービスを求めることを言います。大きな声で怒鳴る、胸倉をつかむ、抱きつく、長時間居座る、土下座しろと言う、水をかける、自宅まで送迎を求

めるなどで、被害者はコールセンター、コンビニやスーパーの店員、病院や施設の職員、タクシーやバスの運転手などです。カスハラは従業員の意欲の喪失、うつ、退職のリスクを高めます。法的にも責任を負い、従業員を守る立場にある経営者は問題を把握し、早急に事実の把握と分析に努めなければなりません。反対にカスハラインシデントを放置すれば急速に従業員の働く環境は悪化します。従業員サイドとしては、問題を一人だけで受け止めないで、他の従業員と共有する、詳しく上司に伝えることが必要です。タクシー業界では女性運転手が深夜に酩酊した客に抱きつかれたり、罵声を浴びたりして、辞職が続き、対策に乗り出しています。**約款を見直して途中で客を下ろしてもよい**、従業員に**会社は働く人々の味方**であるなどを伝えています。介護の現場でのカスハラには厚労省が対策やガイドライン作成に動き始めています。

■最後のお別れをしたあとは…

とくに家族の方には、まず、知力が衰えつつある人と貴方との間に絆が結ばれているという事実が存在します。その人は現在では、貴方が望み、期待したような姿ではありません。何年もの間に全ての関係は変わり、お互いに適応することが必要になります。そして今では**適応しなければならないのはもっぱら貴方のほう**で、この先どんな終わりが待っているかも分かりません。いくつかの希望は既に失われ、そのために貴方は亡くしたもののために苦しんでいます。その意味ではこれも一つのお別れといえますし、貴方は既にそれを嘆いているかもしれません。

貴方の家族が施設に入らなければならないとしたら、ここでもお別れがあります。その決断がお互いに正しいものでも、この時点で**何かとても大切なものが終わってしまう**のです。施設であれ、どこであれ、**訪ねていくということは痛みを伴う**ことです。なぜなら、貴方が介護していた人は貴方のいない新しい生活をしていて、会えばまた帰り際にはお別れをしなければならないからです。三度目のお別れは、貴方が介護していた人が実際亡くなるときです。たとえその人のことをほとんど諦めてしまっているとしても、または介護者としての仕事が以前に終わっているとしても、**相手が生きている限りは絆がある**のです。どこかに希望があるのです。けれども**亡くなるということは、この世の中に本当に別れを告げた**ということです。最後のお別れとお見送りをしなければなりません。

■お別れを巡る痛みへの対処

お別れの痛みを伴う感情は避けて通ることができません。この場合、「**自分の感情をそのまま感じなさい**」という単純な指針が役に立ちます。お別れを巡る感情はとても慣れることのできない強力なもので、誰もが何とかしてこれを避けようとしています。何事も普段と変わりないかのように平静を装おうとする人もいます。極端に忙しくしたり、いい口実を見つけたりして自分の感情をごまかそうとする人もいます。どれも実際はうまくいかず、そのように感情を避けてしまうと、かえって長期的にふさぎ込むことになってしまいます。

悲しみにくれる時は**誰しも支えが必要**です。家族や友人、隣人、または信仰を同じくする人が手を差し伸べてくれるかもしれません。貴方がずっと一人でやって来たのなら、支援団体が多くの場所にあります。

知力が衰えている人を亡くすことは、亡くなるまで「その人のまま」あり続けた人を亡くす場合に比べて、多くの意味でずっと**対応が困難**です。感情ははるかに複雑で、それを整理することもより困難です。**悲しみは川のようなもので、独自のコースをとり、自分のペースで進むもので、ゆっくりした時間が必要**です。

お別れを経験した方にとって、ケアワーカーは最も手助けができる立場にあることが多いのです。亡くなった方を介護していたケアワーカーは、ご家族と分かち合えることがきっと多くあるはずですから、ご家族にとってとりわけ慰めとなるでしょう。

コラム■慰めの音楽

グスタフ・マーラー（一八六〇～一九一一）の音楽は肉親を亡くし悲嘆に暮れる人に

慰めをもたらします。マーラーの歌曲はシンフォニックなことで知られていますが、シンフォニー自体も歌曲から旋律を借りています。九二歳になるＮＨＫ交響楽団桂冠名誉指揮者ヘルベルト・ブロムシュテットは、マーラーのシンフォニーの緩徐楽章は、彼の生地チェコスロバキア・カリステで偏見や差別を受けたユダヤ民族の悲しみの表現にほかならないと説きます。ブロムシュテットは旋律の裏に隠されている意味をひもとき、音楽の細かいニュアンスを自ら歌いながらリハーサルをします。演奏会は悲嘆に暮れる人々への慰め以外の何物でもありません。

■認知症の人に起こる病気の対処

認知症は圧倒的に高齢になってから罹る病気です。したがって高齢者個々人が抱えている色々な病気の医療が欠かせません。その場合、**医療の目的は生活の質ＱＯＬの維持・向上と、病苦の緩和や除去**にあります。つまり医療は病気中心ではなく、「**病人中心**」にＱＯＬを保持し、苦痛を緩和することに限られ、延命が主眼ではありません。

病人中心、病苦中心の医療について、米国における生命倫理を先導してきた哲学者、ヘースティングセンター名誉所長のダニエル・カラハンは、次のように述べています。

①人が自然の寿命を全うしたあとは、**医療は死に抵抗する方向には向かうべきでない**。自然

の寿命を全うした人々の医療は、苦痛の除去に限られるであろう。

②医学は、老人の人生に意味と社会的重要性をもたらす立場にはない。しかし医学はそうした高齢者を助け、身体機能や頭脳の明晰さ、情緒の安定を促進する**手伝いができる**。自然の寿命が達成されたあとでも、こうしたことはやはり価値がある目標である。

③医療テクノロジーの使用に関しては、自然の寿命を全うした高齢者には、延命を行うことのできる医療テクノロジーがあるからといって、その**テクノロジーを使わなければならぬことにはならない**。医学は、本来は若い人の早死にや不時の死を防ぐために開発されたテクノロジーを、高齢者の延命に応用しようとする傾向にとりわけ抵抗すべきである。

④これら三つの原則は、老年と死について**多くの老人たちが口にしている恐れを、ほぼそのまま言葉にしただけ**である。…ほとんどの老人たちはただ長生きしたいだけだとは言っていない。**できるだけよい内容の年月がほしい**、とだけ言っているのだ。医学と老年の正しい目的は、より大きな道徳的、社会的文脈の中で見極めなければならない。

私は先年東京都老人医療センター（現健康長寿医療センター）の高齢者の要介護期間を調べたことがあります。要介護の統計的研究は簡素な二つの方程式をもたらし、要介護と老化という現象の本質を衝く「**体内エコロジー**」と名付けた科学的モデルを産みます。それは**病人中心の理念**で、測定のスケールは病悩病苦になります。つまり心が感じる病苦のスケールで医療の効果が判定されます。体内エコロジーの核心には病人の「心」があり、キットウッドのパーソンセンタードケアの目標となんら変わるところはありません。

■介護と遺産相続

二〇一八年七月、約四〇年ぶりに相続を含む改正民法が成立しました。二〇一九年七月から施行されています。法改正のポイントは、①配偶者保護を手厚くし、配偶者居住権を創設(二〇二〇年四月一日施行)、②介護や看護をした人に報いる制度を盛り込んだこと、③法務局で自筆証書による遺言書が保管可能に、④自筆証書遺言に添付する財産目録の作成がパソコンや通帳のコピーで可能に、⑤従来あいまいだった遺言執行者について「遺言の内容を実現するため、相続財産の管理その他遺言の執行に必要な権利義務を有する」と明記しました。

①では、**妻は生涯、家に住み続けられる**ようになります。完全な所有権とは異なり、人に売ったり、自由に貸したりすることができない分、評価額を低く抑えることができます。

②では、被相続人の死後、**相続人以外で介護や看護をしていた人が、相続人に金銭を請求できる**ようになります。相続では生前の介護にまつわる思いがもめ事になることが少なくなく、改正民法では「特別寄与料」という制度ができました。故人の子の配偶者、つまり故人からみて義理の娘らが介護に大きく貢献していた場合、その分の金銭を**相続財産の中から受け取れる**

ようになります。

実は現行法の下でも、被相続人と子どもたちが話しあって、介護に貢献している子どもの配偶者を養子として法務局に届ければ、実子と同じ相続権を与えられるのです。また養子の制度を利用すれば、実子が死亡していても、その配偶者には居住権が確保され、相続後、今まで住んでいた家を追い出されていた悲劇も防げるのです。養子の届け出の場合、子どもたちには、数日～数十日自身で介護を直接経験するか、または介護に付き合ってもらうことが必要でしょう。たまに見舞いに来るだけの場合は、介護のたいへんさが分からないからです。まして、被相続人が認知症で「嫁が金を盗んだ」など盗難妄想を持っている場合は、絶対に必要です。

③、④、保管場所を失念するリスクがある自筆証書遺言と財産目録は、法務局でも保管してくれるようになりました。ただこの制度を利用する場合、遺言者が亡くなっても法務局から「遺言を預かっている」という通知は来ないので、遺言者は相続人などに伝えておくことが必要です。

⑤「遺言執行者」については、「遺言の内容を実現するため、相続財産の管理その他遺言の執行に必要な権利義務を有する」と明記しました。これは従来あいまいだった遺言執行者の立場をより明確にしたものです。では誰を遺言執行者にするのでしょうか。これはむずかしい問題で、遺産配分を公平にし、バランス感覚のある人を執行者に選ぶ配慮が必要です。弁護士

や、司法書士、会計士など第三者に頼むことも可能です。

三　認知症の人が安心して暮らせる町づくり

■認知症になった人の話

「何かがおかしい」「なんでこんなことが…」と思うことがだんだん増えてきました。誰にも相談できずに一人でうつうつ悩んでいました。病院で診てもらったら色々な検査をされて、「認知症です」と言われて、**頭の中が真っ白に**なりました。でもどこかほっとしました。今から思うと、診断されたころが最悪だった。先が見えずに、悶々としていた。思いきってお年寄り相談センター・地域包括センターに行ってみたら、担当の人が本当に親身に話をきいてくれた。視界がぱあっと開けた。

世の中の多くの人たちは、「認知症になったら、何も分からなくなる、何もできなくなる」というイメージを持っています。私たち自身も診断された当初はそう思い込み、絶望していました。生きていく自信や気力を一気に失ってしまった時期がありました。でも実際は違いました。病気になったからといって、いきなり全てが分からなくなる、できなくなるわけではありませんでした。少しずつ、分からないこと、できないことは増えてはいますが、**診断後何年もたっても、まだまだ分かること、できることがたくさんあります。**

■認知症の人が暮らしやすい仕組みを提言する

このような認知症になった人の話を聞くと、認知症は薬を処方するだけの「**医療的な対応では解決できない**」ことがよくわかります。小学生と同じ数の認知症の人が周囲にいます。寿命が延びて、多くの人が人生の後半で認知症とともに生きるステージにいます。外国の人々は、「認知症先進国日本が認知症にどう対応」するかにいちばん興味を持っています。

認知症の人は、社会の役に立ちたいと思っています。認知症の人は、**一人一人異なる個性の持ち主**です。ひとくくりにせず、**個性を尊重した対応が必要**です。認知症の人が変わるのでなく、**社会の方が変わらなくてはなりません。**社会が変わるには、ともに生活する場所、例えばバス、スーパー、図書館など認知症の人が日常おとずれる場所を認知症フレンドリーにする、つまり少しの行政の力を借りるにしても、根本は**民間主導型**が有効です。

■先進的な地域の紹介

認知症の人たちが安心して暮らせる町づくりは英国が最も進んでいます。しかし日本でも先進的な町づくりが進んでいる地方自治体があります。ここでは福岡県大牟田市の例を紹介します。大牟田市は日本全国より速いペースで超高齢社会を迎え、高齢者の問題に早くから危機感を持っていました。そこで二〇〇二年ごろから、行政と介護職の人たちが中心となって、地域内の介護施設内でのケアの質の向上と、認知症の人が安心して外出できる環境づくりに力を入れてきました。

ここでやっている環境づくりは「地域認知症ケアコミュニティ推進事業」と名付けられ、具体的内容としては次の事業が挙げられています。認知症コーディネーターの養成、ほっと安心(徘徊)ネットワーク、徘徊SOSネットワーク模擬訓練、校区実行委員会の設立と反省会の開催、地域認知症サポートチームの設立となっています。

このうち認知症コーディネーター養成研修の内容は次のように非常に充実したものとなっています。履修期間二年間、計三八六時間、その到達目標は、認知症ケアや支援の実践現場において、権利擁護とパーソンセンタードケアを根底にしたより質の高いケアを牽引できる人材育成などです。

校区実行委員会のメンバーは、民生委員・児童委員協議会、校区町内公民館連絡協議会、校区社会福祉協議会、地域交流施設・地域包括支援センター、認知症ライフサポート研究会運営委員、大牟田市長寿社会推進課となっています。つまり認知症の人が安心して暮らせる町づくりに関係するメンバーがすべて揃っています。

地域全体を巻き込むために、とりわけ力を入れているのが、**認知症ＳＯＳネットワーク模擬訓練**です。認知症の人が外出した際に、もし道に迷ったり、お金の支払いに困っても、周囲の人が対応できるようにしようという考えのもと、認知症役の人が町を歩き回り、地域の参加者が声をかけたりサポートしようというものです。訓練は、中学校単位で開催され、地元の人たちが企画・実施されています。「最初は認知症と聞くと、自分とは関係ないことと思っていた人たちも、具体的な話を聞くと、うちのおじいちゃん、おばあちゃんもそうだと共感してくれるようになり、地域の側でできることがあると感じてもらえるようになりました。」参加者は年々増え、今では、自治会組織みずからが主催して、模擬訓練が開催され、子どもから働き盛りの世代、そして高齢者まで幅広く参加するようになりました。

■認知症の人が起こす交通事故と免許返納問題

認知症の人は金融商品や詐欺の被害者になると同時に加害者側に回ることもあります。その一つに、認知症の人が起こす交通事故があります。現在、七五歳以上の高齢者は免許更新時に認知機能検査を受けることになっています。ここで認知症のおそれありと判定されると、全員医師による診断が義務化されています。また一定の交通違反をした場合は、臨時で認知機能検査を受けることになっています。いずれの場合も、認知症と診断された場合は免許取消になります。免許取消となると、僻地や車中心の社会で暮らしている多くの高齢者は、生活上の移動がむずかしくなります。活動や交友関係が減ると、体力や認知能も低下し、要介護の人が増えることになります。

こうした事態に認知症の当事者団体などから、認知症と診断されると一律に免許取消となる今の制度に疑問が出され、診断だけでなく、**運転技能も客観的に確認したうえで総合的に判断する仕組みの導入**を求める声があがっています。また**健常者と認知症の境界にある人は非常に多く**、医師にしても、境界を明確にわけることは困難です。運転の可否を医師に最終判断を委ねるのは無理があるように思われます。

海外では、こうした問題に、いくつかの対応をとっています。例えばオーストラリアでは、運転の可否は個別に判断し、認知症の人でも「**自宅から五km以内**」や「**日中のみ**」運転可となっています。海外では認知機能検査だけでなく、**実際の運転能力をみる国**もあります。後者の運転する能力なら、現在、免許再交付前に義務付けられている高齢者講習で実施されているので、導入が可能と思えます。

政府は高齢ドライバー専用の新しい運転免許をつくる方針です。七五歳以上を想定し、自動ブレーキなどの安全機能がついた車のみを運転できるようにする内容です。ただ新免許は取得の義務付けを見送り、選択制を軸に検討しています。

■高齢者のペダル踏み間違い事故

マニュアルMT車はオートマチックAT車より事故が二分の一ほど少ないことが報告されています。事故の種類は追突・出会い頭衝突・右左折時の衝突、それに右アクセルペダルの踏み間違いによる急発進事故です。この理由は**左足のクラッチペダル操作の難しさが、ドライバーの運転への集中力を高める**事に繋がっているからです。AT車のペダル踏み間違いによる誤発進を防止する自動（衝突被害軽減）ブレーキは、現在、日本国内で販売される新車の七割に搭載されています。二〇一七年には交通事故が減少しましたが、それは主として追突事故が減ったためで、自動ブレーキの効果とされています。しかしペダルの踏み間違いによる急発進、およびドライバーが誤ってアクセルペダルを踏み続ける場合は効果が薄く、現在色々な工夫が試みられています。ペダルの踏み間違いによる急発進事故を減らすためには、発進時にアクセルペダルだけでなく、**他の操作を組み入れ、ドライバーの集中力を喚起する**ことが必要と思われます。自動車の運転は**何より集中力**の問題です。そして事故寸前の場面に出会った場合、瞬時に**フルブレーキング**ができることが大切です。

終わりに　激減するゴールデンスタンダード・病理解剖、臨床医学の危機

近代以降、**医学のめざましい進歩は亡くなられた方々の解剖所見を基に発展**してきたことは言うまでもありません。今日近代医学の成果は、有史以来の平均寿命の延長に結果し、現在の長寿社会を可能にしています。医学を含む生命科学のめざましい進歩は、生命の誕生以来の生物を対象とした研究の成果にほかなりません。すべて**生命は死ぬべき運命を背景に持ち、死んでなおその価値は次の世代に引き継がれます**。臨床医学、とりわけヒトを特徴づけている脳とその病気、認知症研究の進歩は、アルツハイマー認知症に象徴されるようにことごとく**脳の解剖的所見に基づいています**。実は最も死は厳粛なものと医師が受け止めるのは、自分たちが診てきた患者さんが死亡し、病理解剖を受けるときなのです。最近日本国内の剖検数は年間四万人でしたが、たいへん残念なことに最近は年間一万人レベルで、病理学会が定める研修施設の必要な数にも不足を来しています。**病理解剖の減少は必ず臨床医学の退歩**を来します。とりわけ脳の病気は臨床検査、動物脳の研究がいくら進歩しても、ヒト脳でしか解答は出ません。神経病理学者が新しい病脳を得、新しい知見から、この泥臭い仕事を貫徹する努力と見識なくしては認知症研究の進歩は困難です。それが**人間の精神、人間の知性に対する畏敬の態度**ではないでしょうか。

あとがき

　私がアルツハイマー認知症に初めて出会ったのは、日本の老年学・老年医学の開祖尼子富士郎先生（一八九三〜一九七二）が院長をされていた浴風会病院においてでした。尼子先生は日本では将来この病気が大きな社会問題となるから、その時代に備えて今から研究をすることが必要であると話されていました。次いでアルツハイマー認知症の分子生物学の進歩を知るのは、東京都養育院附属病院（次いで東京都老人医療センター、現東京都健康長寿医療センター）に併設された東京都老人総合研究所の二代目所長今堀和友先生（一九二〇〜二〇一六）が三菱化学生命科学研究所所長へ赴任されてからのお仕事によります。そこでは老人斑、神経原線維変化・タウ蛋白リン酸化の研究がなされていました。東京都老人医療センターでは、アルツハイマー認知症や嗜銀顆粒性認知症など認知症を呈する病気を病理解剖検討会にて拝見していましたが、アルツハイマー認知症が多くなったのは二十一世紀に入ってからです。私は定年退職後、一〇年を経て、認知症が六割を占める特別養護老人ホームを診るようになり、改めて深刻な社会的影響をもたらしている認知症に遭遇します。

　認知症は今日身近な病気ですが「なにが、なぜ、どのように」を一般の読者に分かるように書くことは困難を伴います。その理由は脳の解剖学と分子生物学という医学のうちでも最も難解な分野の解説を要するからです。そのため、専門用語はその場で解説を付け、取り付き難い総論から始める代わりに、読者に身近な症例をまず提示し、ここに総論を分けて付け加えました。これは、かまくら春秋社代表伊藤玄二郎様から言われた「**読者の目線で、かつ学問は専門家のレベル**」を満たすための一つの方策です。もう一つは、ヒト脳を進化の面から把握する方法です。脳の変性疾患は進化した路線にしたがって起こるため、病歴とその病気の説明は取りも直さず脳の解剖学をわかりやすく読者に伝えることができるのです。分子生物学については、遺伝子、ＤＮＡ、蛋白質などの働き方を中心に解説し、分子生物学での定義や基本的理念の説明は最低必要なレベルに限りました。

アルツハイマー認知症を半世紀強にわたって見てきたなかで何より感慨をおぼえるのは、変性疾患・アミロイドカスケード説という従来のパラダイムからスローウイルス感染症という新しいパラダイムへ転換が起こりつつある内外の状況です。研究者にとって**長年の悲願であったアルツハイマー認知症の予防と治療に道が開かれた**のです。日本の認知症研究はこれまで生化学者、神経内科医、精神科医、神経病理学者の努力に負うこと大でしたが、残念ながら、新しいパラダイムに貢献するには時宜を得ませんでした。改めて西欧の合理性を追求する科学的精神と発想に富む研究者、そして彼らを支える成熟した社会との落差を感じます。

この本に至るまでには、多数の方々のお世話になりました。出版社の紹介と執筆の後押しをしてくれた畏友海老原治君、わかりやすくするよう原稿を読んでいただいた唯秀雄様、認知症介護の体験記を寄せられた佐野晃君、神経内科医としてアドバイスをいただいた清水夏繪先生と国立精神神経医療研究センター理事長水澤英洋先生、東京都健康長寿医療センターブレインバンクの症例の利用およびアルツハイマー認知症と嗜銀顆粒性認知症の脳断面図をいただいた村山繁雄神経病理部長、国立精神神経医療研究センター臨床検査部斎藤祐子医長、原稿を通覧していただいた東京都健康長寿医療センター神経内科部長金丸和富先生、および地域連携部在宅医療・福祉相談室伊礼美香様、一般人の立場から原稿を読み、評価をいただいた赤田桂子様、認知症の人が住みやすい大牟田市の取り組みを教えていただいた東京大学大学院人文社会系研究科 死生学・応用倫理センター 上廣死生学・応用倫理講座 特任教授会田薫子様、若年性認知症についてご示唆いただいた東京都立北療育医療センター神経内科部長望月葉子先生、文献取り寄せにご尽力いただいた石川あずさ様、英文抄録を検討いただいた塩田絹子様、塩田麻衣子先生に感謝します。また原稿の作成に便宜を図っていただいた慶美会理事長桑原経子様と職員の方々に感謝するとともに最後まで執筆を支えてくれた松下歌子に感謝します。最後にこの本を書く機会をくださったかまくら春秋社代表伊藤玄二郎様、編集に当たられたスタッフに厚く御礼申し上げます。また本の帯原稿を書いて頂いた堀江重郎様に厚く感謝申し上げます。

松下　哲

二〇二一年　三月

参考文献

序章

二　社会の負担が大きい認知症

日経 FT, 2018/3/12, 認知症と闘う, Combating Dementia

佐渡充洋 「わが国における認知症の経済的影響に関する研究」平成25～26年度厚生労働科学研究費補助金（認知症対策総合研究事業）分析研究成果報告書, 2015, 厚生労働省 http://kompas.hosp.keio.ac.jp/contents/medical_info/science/201610.html

三　認知症とはどういう病気か

https://www.alzscot.org/information_and_resources/symptoms_and_diagnosis

四　アルツハイマー博士以前の認知症の歴史

Berchtold NC, Cotman CW. Evolution in the conceptualization of dementia and Alzheimer's disease: Greco-Roman period to the 1960s. Neurobiol Aging 1998, 19: 173-89.

https://gerassolutions.com/brief-history-dementia/

第１章　アルツハイマー認知症

一　アルツハイマー認知症の臨床と病理

Annese J, et al. Postmortem examination of patient H.M.'s brain based on histological sectioning and digital 3D reconstruction. Nature Comm 2014, 5: 3122.

Koleske AJ. Molecular mechanisms of dendrite stability. Nat Rev Neurosci 2013, 14: 536-550.

Drostkar MM, et al. Analyzing dendritic spine pathology in Alzheimer's disease: problems and opportunities. Acta Neuropathol 2015, 130: 1-19.

Cochran JN, et al. The dendritic hypothesis for Alzheimer's disease pathophysiology. Brain Res Bull 2014, 103: 18-28.

Varghese M. Autism spectrum disorder: neuropathology and animal models. Acta Neuropathol 2017, 134: 537-566.

萬年甫, 脳の探究者ラモニ・カハール～スペインの輝ける星～, 1991, 中公新書

大隅良典，酵母から学んだこと，学士会会報，2018, 930: 4-13.

コラム　微小管

Marguris L, Sagan D. Origins of Sex, Three Billion Years of Genetic Recombination. 1986 Yale University Press. 性の起源，遺伝子と共生ゲームの 30 億年　長野敬，原しげ子，長野久美子訳　1996　青土社

コラム　タウ―アルツハイマー認知症の中核の蛋白質

Iqbal K, et al. Tau and neurodegenerative disease: the story so far. Nat Rev Neurol 2016, 12: 15-27.

Mandelkow EM, Mandelkow E. Biochemistry and cell biology of tau protein in neurofibrillary degeneration. Cold Spring Harb Perspect Med 2012, 2: a006247.

Mandelkow EM, et al. MARK/PAR1 kinase is a regulator of microtubule-dependent transport in axons. J Cell Biol 2004, 167: 99-110.

Guo T, et al. Roles of tau protein in health and disease. Acta Neuropathol 2017, 133: 665-704.

Peeraer E, et al. Intracerebral injection of preformed synthetic tau fibrils initiates widespread tauopathy and neuronal loss in the brains of tau transgenic mice. Neurobiol Dis 2015, 73: 83-95.

Lewis J, Dickson DW. Propagation of tau pathology: hypotheses, discoveries, and yet unresolved questions from experimental and human brain studies. Acta Neuropathol 2016, 131: 27-48.

Holmes BB, et al. Proteopathic tau seeding predicts tauopathy in vivo. Proc Natl Acad Sci U S A 2014, 111: E4376-4385.

Adams SJ, et al. Three repeat isoforms of tau inhibit assembly of four repeat tau filaments. PLoS One 2010, 5(5): e10810.

コラム　アルツハイマー認知症の病因としてのグリア細胞

Lian H, Zheng H. Signaling pathways regulating neuron-glia interaction and their implications in Alzheimer's disease. J Neurochem 2016, 136: 475-491.

Alibhai JD, et al. Unravelling the glial response in the pathogenesis of Alzheimer's disease. FASEB J 2018, 32: 5766-5777.

Hansen DV, et al. Microglia in Alzheimer's disease. J Cell Biol 2018, 217: 459-472.

Vlad SC, et al. Protective effects of NSAIDs on the development of Alzheimer disease. Neurology 2008, 70:1672-1677.

コラム　愛しさ、悲しみを消す天の羽衣

板倉篤義校訂，竹取物語，1970，岩波書店ほか

コラム　アルツハイマー認知症にみる感情障害の進化的意味

塚原仲晃，脳の可塑性と記憶，1987，紀伊國屋書店

Barondes SH. Molecules and Mental Illness. 1993, Scientific American Library. 石浦章一／丸山敬訳，心の病気と分子生物学，1994，日経サイエンス

二　認知症の進化説

原始哺乳類脳に起こったリモデリング

Kataoka R, et al. The Nebula Winter: The united view of the snowball Earth, mass extinctions, and explosive evolution in the late Neoproterozoic and Cambrian periods. Gondwana Research 2014, 25: 1153-1163.

Rapoport SI. Integrated phylogeny of the primate brain, with special reference to humans and their diseases. Brain Res Brain Res Rev 1990, 15: 267-294.

Rapoport SI, Nelson PT. Biomarkers and evolution in Alzheimer disease. Prog Neurobiol 2011, 95: 510-513.

Rapoport SI. Brain evolution and Alzheimer's disease. Rev Neurol (Paris) 1988, 144: 79-90.

Ohno S. Evolution by Gene Duplication. 1970, Springer-Verlag Berlin, Heiderberg, GmbH.

Reep RL, et al. The limbic system in mammalian brain evolution. Brain Behav Evol 2007, 70: 57-70.

Ploog DW. The place of the Triune Brain in psychiatry. Physiol Behav 2003, 79: 487-93.

Braak H, Tredici KD, The preclinical phase of the pathological process underlying sporadic Alzheimer's disease. Brain 2015, 138: 2814-2833.

Braak H, et al. Stages of the pathologic process in Alzheimer disease: age categories from 1 to 100 years. J Neuropathol Exp Neurol 2011, 70: 960-969.

コラム　脳の進化とアルツハイマー認知症

Rapoport SI. Integrated phylogeny of the primate brain, with special reference to humans and their diseases. Brain Res Brain Res Rev 1990, 15: 267-294.

Rapoport SI, Nelson PT. Biomarkers and evolution in Alzheimer disease. Prog Neurobiol 2011, 95: 510-513.

Rapoport SI. Brain evolution and Alzheimer's disease. Rev Neurol (Paris) 1988, 144: 79-90.

Ohno S. Evolution by Gene Duplication. 1970 Springer-Verlag Berlin, Heiderberg, GmbH.

コラム　情報伝達の十字路・内嗅領皮質

Braak H, Braak E. Neuropathological staging of Alzheimer-related changes. Acta Neuropathol 1991;82: 239-259.

Braak H, Braak E. Staging of Alzheimer's disease-related neurofibrillary changes. Neurobiol Aging 1995, 16: 271-278.

Braak H, Braak E. Evolution of the neuropathology of Alzheimer's disease Acta Neurol Scand Suppl 1996, 165: 3-12.

ヘルペスウイルスは若年性と老年性アルツハイマー認知症を区別するのか？

Zhang SY, et al. TLR3 deficiency in patients with herpes simplex encephalitis. Science 2007, 317: 1522-1527.

Andersen LL, et al. Functional IRF3 deficiency in a patient with herpes simplex encephalitis. J Exp Med 2015, 212: 1371-1379.

Oldstone MB. Modeling subacute sclerosing panencephalitis in a transgenic mouse system: uncoding pathogenesis of disease and illuminating components of immune control. Curr Top Microbiol Immunol 2009; 330: 31-54.

三　アルツハイマー認知症を巡る諸問題

Zhu Xi-Chen, et al. Rate of early onset Alzheimer's disease: a systematic review and meta-analysis. Ann Transl Med 2015, 3: 38.

Wu L, et al. Early-onset familial Alzheimer's disease (EOFAD). Can J Neurol Sci 2012 Jul;39: 436-45.

Koedam EL, et al. Early-versus late-onset Alzheimer's disease: more than age alone.J Alzheimers Dis 2010;19: 1401-1408.

参考文献

Joubert S, et al. Early-onset and late-onset Alzheimer's disease are associated with distinct patterns of memory impairment. Cortex 2016, 74: 217-32.

Smits LL, et al. Early onset Alzheimer's disease is associated with a distinct neuropsychological profile. J Alzheimers Dis 2012, 30: 101-108.

Chui, HC, et al. Clinical subtypes of dementia of the Alzheimer type. Neurology 1985, 35: 1544-1550.

Snowdon D. Aging with Grace: What the Nun Study Teaches Us About Leading Longer, Healthier, and More Meaningful Lives. 2001 Bantam. 藤井留美訳，100 歳の美しい脳～アルツハイマー病解明に手をさしのべた修道女たち，2004，DHC

Iacomo D, et al. The Nun Study. Clinically silent AD, neuronal hypertrophy, and linguistic skills in early life. Neurology 2009, 73: 665–673.

Schneider JA, et al. The neuropathology of older persons with and without dementia from community versus clinic cohorts. J Alzheimers Dis 2009, 18: 691-701.

Edelman GM. Topobiology. An Introduction to Molecular Embriology. 1988 Basic Books. 神沼二真訳，トポバイオロジー 分子発生学序説，1992，岩波書店

Kerszberg M, Wolpert L. Specifying positional information in the embryo: looking beyond morphogens. Cell 2007 27, 130: 205-9.

認知の予備能

Jellinger KA, Attems J. Neuropathological approaches to cerebral aging and neuroplasticity. Dialogues in Clinical Neuroscience 2013, 15: 29-43.

超高齢者における認知症

Bullain SS, Corrada MM. Dementia in the oldest old. Continuum(Mineap Minn) 2013, 19: 457-69.

Jellinger KA, Attems J. Prevalence of dementia in the oldest-old: an autopsy study. Acta Neuropathol 2010, 119: 421-433.

欧米ではコホート研究で認知症は減る兆候がある

Matthews FE, et al. A two-decade comparison of prevalence of dementia in individuals aged 65 years and older from three geographical areas of England: results of the Cognitive Function and Ageing Study I and II. Lancet 2013, 382: 1405-1412.

Larson EB, et al. New insights into the dementia epidemic. N Engl J Med 2013, 369: 2275-2277.

Satizabal CL, et al. Incidence of dementia over three decades in the Framingham Heart Study. N Engl J Med 2016, 374: 523-532.

Qiu C, et al. Twenty-year changes in dementia occurrence suggest decreasing incidence in central Stockholm, Sweden. Neurology 2013, 80: 1888-1894.

Qiu C, Fratiglioni, L. Aging without Dementia is Achievable: Current Evidence from Epidemiological Research. J Alzheimers Dis 2018, 62: 933-942.

Derby CA, et al. Trends in Dementia Incidence in a Birth Cohort Analysis of the Einstein Aging Study. JAMA Neurol 2017, 74: 1345-1351.

Ahmadi-Abhari S, et al. Temporal trend in dementia incidence since 2002 and projections for prevalence in England and Wales to 2040: Modelling study. BMJ 2017, 358: j2856.

Sullivan KJ, et al. Declining incident dementia rates across four population-based birth cohorts. J Gerontol A Biol Sci Med Sci 2018. doi: 10.1093/gerona/gly236.

Rocca WA, et al. Trends in the incidence and prevalence of Alzheimer's disease, dementia, and cognitive impairment in the United States. Alzheimers Dement 2011, 7: 80-93.

Hebert LE, et al. Change in risk of Alzheimer disease over time. Neurology 2010, 31;75: 786-91.

Schrijvers EM, Is dementia incidence declining?: Trends in dementia incidence since 1990 in the Rotterdam Study. Neurology 2012, 78: 1456-1463.

Manton KG, et al. Declining prevalence of dementia in the U.S. elderly population. Adv Gerontol 2005, 16: 30-37.

Langa KM, et al. Trends in the prevalence and mortality of cognitive impairment in the United States: Is there evidence of a compression of cognitive morbidity? Alzheimers Dement 2008, 4: 134-144.

Langa KM, et al. A comparison of the prevalence of dementia in the United States in 2000 and 2012. JAMA Intern Med 2017, 177: 51-58.

Sekita A, et al. Trends in prevalence of Alzheimer's disease and vascular dementia in a Japanese community: the Hisayama Study. Acta Psychiatr Scand 2010, 122: 319-25.

McQuillan, G, et al. Prevalence of Herpes Simplex Virus Type 1 and Type 2 in Persons Aged 14-49: United States, 2015-2016. https://www.cdc.gov/nchs/data/databriefs/db304.pdf

四　アルツハイマー認知症のヘルペスウイルス原因説

ヘルペスウイルスによる辺縁系脳炎

Sokolov AA, Reincke M. Herpes simplex encephalitis affecting the entire limbic system. Mayo Clin Proc 2012, 87: e69.

認知症研究におけるブレークスルー・ウイルス原因説

小林暁子，順天堂大学医学部附属順天堂医院総合診療科，ティーペック健康ニュース，136 号，2004/3/12.

Engelberg R, et al. Natural history of genital herpes simplex virus type 1 infection. Sex Transm Dis 2003, 30: 174-177.

Diamond C, et al. Clinical course of patients with serologic evidence of recurrent genital herpes presenting with signs and symptoms of first episode disease. Sex Transm Dis 1999, 26: 221-225.

Doi Y, et al. Seroprevalence of herpes simplex virus 1 and 2 in a population-based cohort in Japan. J Epidemiol 2009;19: 56-62.

Shen JH, et al. Seroprevalence of herpes simplex virus type 1 and 2 in Taiwan and risk factor analysis, 2007. PLoS One 2015, 10: e0134178.

Olsson J, et al. Herpes virus seroepidemiology in the adult Swedish population. Immun Ageing 2017, 14: 10.

Malkin JE, et al.Seroprevalence of HSV-1 and HSV-2 infection in the general French population. Sex Transm Infect 2002, 78: 201-203.

成人 HSV-1 ヘルペス脳炎

McGrath N, et al. Herpes simplex encephalitis treated with acyclovir: diagnosis and long term outcome. J Neurol Neurosurg Psychiatry 1997, 63: 321-326.

Kamei S, et al. Evaluation of combination therapy using aciclovir and corticosteroid in adult patients with herpes simplex virus encephalitis. J Neurol Neurosurg Psychiatry 2005, 76: 1544-1549.

Pruss H, et al. N-methyl-d-aspartate receptor antibodies in herpes simplex encephalitis. Ann Neurol 2012, 72: 902-911.

Bradshaw MJ, Venkatesan A. Herpes Simplex Virus-1 Encephalitis in Adults: Pathophysiology, Diagnosis, and Management. Neurotherapeutics 2016, 13: 493-508.

Gnann, JWJr, et al. Herpes simplex encephalitis: lack of clinical benefit of long-term valacyclovir therapy. Clin Infect Dis 2015, 61: 683–691.

Matteau E, et al. Mattis Dementia Rating Scale 2: screening for MCI and dementia. Am J Alzheimers Dis Other Demen 2011, 26: 389-398.

Armangue T, et al. Frequency, symptoms, risk factors, and outcomes of autoimmune encephalitis after herpes simplex encephalitis: a prospective observational study and retrospective analysis. Lancet Neurol 2018, 17: 760-772.

アルツハイマー認知症予防としてのアシクロビル ACV 予防投与、水痘・帯状疱疹ワクチン、単純ヘルペスワクチンの開発の文献

Kim DH, et al. Clinical efficacy of prophylactic strategy of long-term low-dose acyclovir for Varicella-Zoster virus infection after allogeneic peripheral blood stem cell transplantation. Clin Transplant 2008, c; 22: 770-779.

Kawamura K, et al. Low-dose acyclovir prophylaxis for the prevention of herpes simplex virus and varicella zoster virus diseases after autologous hematopoietic stem cell transplantation. Int J Hematol 2015, 102: 230-237.

Bloom DC, et al. Immunization by Replication-Competent Controlled Herpesvirus Vectors. J Virol 2018, 92, pii: e00616-18.

Burn C, et al. Herpes Simplex Virus (HSV)-2 Single-Cycle Candidate Vaccine Deleted in Glycoprotein D Protects Male Mice From Lethal Skin Challenge With Clinical Isolates of HSV-1 and HSV-2. J Infect Dis 2018, 217:754-758.

Dropulic LK, et al. A Randomized, Double-Blinded, Placebo-Controlled, Phase 1 Study of a Replication-Defective Herpes Simplex Virus (HSV) Type 2 Vaccine, HSV529, in Adults With or Without HSV Infection. J Infect Dis 2019, 220: 990-1000.

国立感染症研究所帯状疱疹ファクトシート 2017/2/10

https://www.mhlw.go.jp/file/05-Shingikai-10601000-Daijinkanboukouseikagakuka-Kouseikagakuka/0000185900.pdf

Lin WR, et al. Vaccination prevents latent HSV1 infection of mouse brain. Neurobiol Aging 2001, 22: 699-703.

Whitley R, Baines J. Clinical management of herpes simplex virus infections: past, present, and future. F1000Res. 2018 ,7. pii: F1000 Faculty Rev-1726. doi: 10.12688/f1000research.16157.1. eCollection 2018..

参考文献

Chen YC, et al. Potential Application of the CRISPR/Cas9 System against Herpesvirus Infections. Viruses 2018, 10: pii: E291.

Kúdelová M. Herpes Simplex Virus and Human CNS Inffections. : Kúdelová M, Rajcˇáni J. 7. Herpes Simplex Virus and Human CNS Inffections 2013, 169-213.

川口寧　ヘルペスウイルスの感染機構　生化学 2012, 84: 343-351.

青野由利　ゲノム編集の光と闇—人類の未来に何をもたらすか　2019　筑摩書房

大野乾　大いなる仮説—DNA からのメッセージ　1993　羊土社

ヘルペス原因説の文献

Kuhn T. The Structure of Scientific Revolutions. 1962, Univ Chicago Press. 中山茂訳　科学革命の構造　1971，みすず書房

Ball MJ. Limbic Predilection in Alzheimer Dementia: Is Reactivated Herpesvirus Involved? Can J Neurol Sci 1982, 93: 303-306.

Akiyama H, et al. Inflammation and Alzheimer disease. Nuerobiol Aging 2000, 21: 383-421.

Becker Y. HSV-1 brain infection by the olfactory nerve route and virus latency and reactivation may cause learning and behavioral deficiencies and violence in children and adults: a point of view. Virus Genes 1995, 10: 217-226.

Becker Y. Herpes simplex virus evolved to use the human defense mechanisms to establish a lifelong infection in neurons—a review and hypothesis. Virus Genes 2002, 24: 187-196.

Lovheim H, et al. Reactivated herpes simplex infection increases the risk of Alzheimer's disease. Alzheimers Dement 2015, 11: 593-599.

Olsson J, et al. Herpes virus seroepidemiology in the adult Swedish population. Immun Ageing 2017, 14: 10. doi: 10.1186/s12979-017-0093-4. eCollection 2017.

Lovheim H, et al. Herpes simplex virus, ApoEε4, and cognitive decline in old age: Results from the Betula cohort study. J Alzheimers Dis 2019, 67: 211-220.

Ithaki RF, Lathe R. Herpes viruses and senile dementia: first population evidence for a causal link. J Alzheimers Dis 2018, 64: 363-366.

Agostini S, et al. High avidity HSV-1 antibodies correlate with absence of amnestic Mild Cognitive Impairment conversion to Alzheimer's disease. Brain Behav Immun 2016, 58: 254-260.

Tzeng NS, et al. Anti-herpetic medications and reduced risk of dementia in patients with herpes simplex virus infections—a nationwide, population-based cohort study in Taiwan. Neurotherapeutics 2018, 15: 417-429.

Https: //www.who.int/news-room/fact-sheets/detail/herpes-simplex-virus.

Https: //www.cdc.gov/nchs/products/databriefs/db304.htm

McQuillan G, et al. Prevalence of Herpes Simplex Virus Type 1 and Type 2 in Persons Aged 14-49: United States, 2015-2016. NCHS Data Brief No.304, 2018.

Nakamura T, Health care service system in Taiwan and the Taiwanese government's role in equal access to health care. 中村努　台湾における医療供給体制と公平性の確保に向けた政府の役割　経済地理学年報 2016, 62：210-228.

Letenneur L, et al. Seropositivity to Herpes Simplex Virus Antibodies and Risk of Alzheimer's Disease: A Population-Based Cohort Study. PLoS One 2008;3(11): e3637.

Devanand, DP. Viral Hypothesis and Antiviral Treatment in Alzheimer's Disease. Curr Neurol Neurosci Rep 2018, 18(9): 55.

Devanand DP, et al. Antiviral therapy: Valacyclovir treatment of Alzheimer's disease(VALAD) trial: protocol for a randomized, double-blind, placebo-controlled, treatment trial. BMJ Open 2020, 10: e32112.

Lovheim H. Feasibility and Effects of Valacyclovir Treatment in Persons with Early Alzheimer's Disease (Valz-Pilot). Available from: https://clinicaltrials.gov/ct2/show/record/NCT02997982. Accesed 21 Feb 2018.

Santa Cruz J. Alzheimer's disease: The virus hypothesis, Compelling evidence is challenging the longstanding amyloid hypothesis. Today's Geriatric Medicine 2019, 12: 20.

Tsai MC, et al. Increased risk of dementia following herpes zoster ophthalmicus. PLoS One 2017, 12: e0188490.

Itzhaki RF. Corroboration of a major role for herpes simplex virus type 1 in Alzheimer's disease. Front Aging Neurosci 2018, 10: 324.

Civitelli L, et al. Herpes simplex virus type 1 infection in neurons leads to production and nuclear localization of APP intracellular domeain(AICD): implications for Alzheimer's disease pathogenesis. J Neurovirol 2015, 21: 480-490.

Chen VC, et al. Herpes zoster and dementia: a nationwide population-based cohort study. J Clin Psychiatry 2018, 79: pii: 16m11312.:

Itzhaki R, et al. Microbes and Alzheimer's disease. J Alzheimers Dis 2016, 51: 979-984.

参考文献

Itzhaki RF. Herpes simplex virus type 1 and Alzheimer's disease: possible mechanisms and signposts. FASEB J 2017, 31, 3216-3226.

Fulop T, et al. Role of Microbes in the Development of Alzheimer's Disease: State of the Art - An International Symposium Presented at the 2017 IAGG Congress in San Francisco. Front Genet 2018, 10;9: 362. doi: 10.3389/fgene.2018.00362. eCollection 2018.

Itzhaki R, Wozniak MA. Could antivirus be used to treat Alzheimer's Disease. Future Microbiology 2012, 7: 307-309.

Bearer E. HSV, axonal transport and Alzheimer's disease: in vitro and in vivo evidence for causal relations. Future Virol 2012, 7: 885-899.

Cheng SB, et al. Herpes simplex virus dances with amyloid precursor protein while exiting the cell. PLoS One 2011, 6: e17966.

Kimberlin DW, et al. Oral acyvlovir suppression and neurodevelopment after neonatal herpes. N Eng J Med 2011, 365: 1284-1292.

Brown WD, et al. Chronic active herpes simplex type 2 encephalitis in an asymptomatic immunocompetent child. J Child Neurol 2010, 25: 901-908.

Sapute-Krishnan P, et al. Fast antegrade transport of herpes virus: role for the amyloid precursor protein of alzheimer's disease. Aging Cell 2003, 2: 305-318.

Wozniak MA, et al. Alzheimer's disease-specific tau phosphorylation is induced by herpes simplex virus type 1. J Alzheimers Dis 2009;16(2): 341-350.

De Chiara G, et al. Recurrent herpes simplex virus-1 infection induces hallmarks of neurodegeneration and cognitive deficits in mice. PLoS Pathog 2019, 15: e1007617.

Clavaguera F, et al. Brain homogenates from human tauopathies induce tau inclusions in mouse brain. Proc Natl Acad Sci U S A 2013, 110: 9535-940.

Moir RD, et al. The antimicrobial protection hypothesis of Alzheimer's disease. Alzheimers Dement 2018, 4: 1602-1614.

Balin BJ, Hudson A. Herpes viruses and Alzheimer's disease: new evidence in the debate. Lancet Neurol 2018, 17: 839-841.

Ezzat K, et al. Then viral protein corona directs viral pathogenesis and amyloid aggregation. Nat Commun 2019, 10, 2331.

Lindman KL, et al. A genetic signature including apolipoprotein Eε4 potentiates the risk of herpes simplex-associated Alzheimer's disease. Alzheimers Dement (NY) 2019, 5: 697-704.

Lövheim H. et al. Herpes simplex virus, APOEε4, and cognitive decline in old age: Results from the Betula Cohort Study. J Alzheimers Dis 2019, 67: 211-220.

Linard M, et al. Interaction between APOE4 and herpes simplex virus Type 1 in Alzheimer's disease. Alzheimers Dement 2020, 16: 200-208.

Itzhaki R. There is mounting evidence that herpes leads to Alzheimer's. BBC Future 2018, Oct 23.

ALZFORUM-NETWORKING FOR A CURE. Going Viral: Alzheimer's Research at Herpes Conference 2019, Jul 11.

Svensmark H, Calder N. The Chilling Stars: A New Theory of Climate Cahnge. 2007, Icon Books.　桜井邦朋監修，青山洋訳 "不機嫌な太陽" 気候変動のもうひとつのシナリオ　2010，恒星社厚生閣

ヘルペスウイルスの文献

Wertheim JO, et al. Evolutionary origin of human herpes simplex viruses1 and 2. Mol Biol Evol 2014, 31: 2356-2364.

Lamers SL, et al. Global diversity within and between human herpes virus1 and 2 glycoprotein. J virol 2015, 89: 8206-8218.

Piacentini R, et al. Herpes simplex virus type-1 infection induces synaptic dysfunction in cultured cortical neurons via GSK-3 activation and intraneuronal amyloid-beta protein accumulation. Sci Rep 2015, 21;5: 15444.

Szpara ML, et al. Evolution and diversity in human herpes simplex virus genomes. J Virol 2014, 88: 1209-1227.

Norberg P. Divergence and genotyping of human alpha-herpes viruses : an overview. Infect genet Evol 2010, 10: 14-25.

Umene K, SakaokaH. Evolution of herpes simplex virus type 1 under herpes viral evolutionary process. Arch Virol 1999, 144: 637-656.

Carter CJ. Susceptibility genes are enriched in those of the herpes simplex virus 1/host interactome in psychiatric and neurological disorders. Pathog Dis 2013, 69: 240-261.

Kolb AW, et al. Using HSV-1 genome phylogenetics to track past human migratons. PLos One 2013, 16: e76267.

Gentry GA, et al. Sequence analyses of herpesviral enzymes suggest an ancient origin for human sexual behavior. Proc Natl Acad Sci U S A 1988, 85: 2658-2661.

Bauer DW, Herpes virus genome, the pressure is on. J Am Chem Soc 2013, 135: 11216-11221.

Heming JD, et al. Herpesvirus Capsid Assembly and DNA Packaging. Adv Anat Embryol Cell Biol 2017, 223: 119-142.

Arii J, Kawaguchi Y. The Role of HSV Glycoproteins in Mediating Cell Entry. Adv Exp Med Biol 2018, 1045: 3-21.

Cheng SB, et al. Herpes simplex virus dances with amyloid precursor protein while exiting the cell. PLoS One 2011, 6: e17966.

Wozniak MA, et al. Antivirals reduce the formation of key Alzheimer's disease molecules in cell cultures acutely infected with herpes simplex virus type 1. PLos ONE 2011, 6: e25152.

McElwee M, et al. Structure of the herpes simplex virus portal-vertex. PLoS Biol 2018, 16: e2006191.

山極寿一，食の進化と共生，学士会解放 2018，931: 60-73.

Kobayashi N, et al. Human herpesvirus 6B greatly increases risk of depression by activating hypothalamic-pituitary-adrenal axis during latent phase of infection. iScience. 2020, 23:101187.

Aoki R, et al. Human herpesvirus 6 and 7 are biomarkers for fatigue, which distinguish between physiological fatigue and pathological fatigue. Biochem Biophys Res Commun 2016, 478: 424-430.

Eyigoz E, et al. Linguistic markers predict onset of Alzheimer's disease. EClinicalMedicine (the Lancet) 2020, 100583.

統合失調症における HSV-1 と認知能、抗ウイルス薬治験

Yolken RH, Torrey EF, Viruses, schizophrenia, and bipolar disorder. Clin Microbiol Rev 1995, 1: 131-145.

Becker Y. HSV-1 brain infection by the olfactory nerve route and virus latency and reactivation may cause learning and behavioral deficiencies and violence in children and adults: a point of view. Virus Genes 1995, 10: 217-226.

Thomas P, et al. Exposure to herpes simplex virus, type 1 and reduced cognitive function. J Psychiatr Res 2013, 47: 1680-1685.

Prasad KM, et al. Antiherpes virus-specific treatment and cognition in schizophrenia: a test-of-concept randomized double-blind placebo-controlled trial. Schizophr Bull 2013, 39: 857-866.

Tucker, JD, Bertke AS. Assessment of cognitive impairment in HSV-1 positive schizophrenia patients: Systematic review and meta-analysis. Schizophr Res 2019, 209: 40-47.

Dickerson F, et al. The association between exposure to herpes simplex virus type 1(HSV-1) and cognitive functioning in schizophrenia: A meta-analysis. Psychiat Res 2020, 291: 113157.

Bhatia T, et al. Emotion discrimination in humans: Its association with HSV-1 infection and its improvement with antiviral treatment. Schizophr Res 2018, 193: 161-167.

Breier A, et al. Herpes simplex virus 1 infection and valacyclovir treatment in schizophrenia: Results from the VISTA study. Schizophr Res 2019, 206: 291-299.

Deshpande SN, Nmgaonkar V.L. Exploring the associations of herpes simplex virus infection and cognitive dysfunction in schizophrenia: Studies in India. Indian J Psychiat 2018, 60: 393-397.

第２章　他の病因による認知症

一　他の感染症による認知症

嗜銀顆粒性認知症

Braak H, Braak E, J Neural Transm(Vienna) 1998, 105: 801-819.

Probust A Tolnay M. Argyrophillic grain disease Rev Neurol(Paris) 2002, 158: 155-165.

Ferrer I, et al. Argyrophillic grain disease Brain 2008, 131: 1416-1432.

Saito Y, et al. Severe Involvement of ambient gyrus in dementia with grains. J Neuiropathol Exp Neuorol 2002, 61: 789-796.

斎藤祐子，アルツハイマー病と嗜銀顆粒性認知症の鑑別のポイント，老年精神医学雑誌 2015，26: 891-899.

斎藤祐子，認知症をきたす疾患の背景病理，逓信医学 2016，68: 5-33.

長谷川和夫，「ボク、認知症　長谷川和夫」，読売新聞 2018 年 8 月～9 月

プリオン病・CJD・HIV 脳炎・進行麻痺による認知症

Castle AR, Gill AC. Physiological functions of the cellular prion protein. Front Mol Biosci 2017, 4: 19.

参考文献

Imran M, Mahmed S. An overview of human prion diseases. Virology J 2011, 8: 559.

HIV 脳炎による認知症

Rhodes RH. Histopathology of the central nervous system in the acquired immunodeficiency syndrome. Hum Pathol 1987, 18: 636-643.

Kure K, et al. Cellular localization of an HIV-1 antigen in subacute AIDS encephalitis using an improved double-labeling immunohistochemical method. Am J Pathol 1990, 136: 1085-1092.

Kure K, et al. Morphology and distribution of HIV-1 gp41-positive microglia in subacute AIDS encephalitis Pattern of involvement resembling a multisystem degeneration. Acta Neuropathol 1990, 80: 393-400.

Kure K, et al. Human immunodeficiency virus-1 infection of the nervous system: an autopsy study of 268 adult, pediatric, and fetal brains. Hum Pathol 1991, 22: 700-710.

Gelman BB. Neuropathology of HAND with suppressive antiretroviral therapy: Encephalitis an neurodegeneration reconsidered. Curr HIV/AIDS Rep 2015, 12: 272-279.

Lange JM, Ananworanich J. The discovery and development of antiretroviral agents. Antivir Ther 2014, 19 Suppl 3: 5-14.

Dharana A, Campbell, EM. Role of Microtubules and Microtubule-Associated Proteins in HIV-1 Infection. J Virol 2018, 92: e00085-18.

Malikov V, et al. HIV-1 capsids bind and exploit the kinesin-1 adaptor FEZ1 for inward movement to the nucleus. Nat Commun 2015, 6: 6660.

Siliciano RF, Greene WC. HIV latency. Cold Spring Harb Perspect Med 2011, 1: a007096.

Shapshak P, et al. Editorial neuroAIDS review. AIDS 2011, 25: 123-141.

橋本里奈ほか　HIV 脳症五例の臨床的特徴と経過　臨床神経学 2008, 48: 173-178.

Hong S, Banks WA. Role of the immune system in HIV-associated neuroinflammation and neurocognitive implications. Brain Behav Immun 2015, 45: 1-12.

Zayyad Z, Spudich S. Neuropathogenesis of HIV: from initial neuroinvasion to HIV-associated neurocognitive disorder (HAND). Curr HIV/AIDS Rep 2015, 12: 16-24.

El-Sadr, et al. AIDS in America - Back in the headlines at long last. N Engl J Med 2019, 380: 1985-1987.

進行麻痺による認知症

Miklossy J. Alzheimer's disease -a neurospirochetosis. Analysis of the evidence following Koch's and Hill's criteria. J Neuroinflammation 2011, 8: 90.

Miklossy J, et al. Borrelia burgdorferi persists in the brain in chronic lyme neuroborreliosis and may be associated with Alzheimer disease. J Alzheimers Dis 2004, 6: 639-649.

Timmermans M, Carr J. Neurosyphilis in the modern era. J Neurol Neurosurg Psychiatry 2004, 75: 1727-1730.

Wolters EC. Neurosyphilis: a changing diagnostic problem? Eur Neurol 1987, 26: 23-8.

二　自己免疫性脳炎による認知症

橋本甲状腺炎による認知症

Hong J, et al. Progress on the biological function of alpfa-enolase. Animal Nutrition 2016, 2: 12-17.

Kishitani T, et al. Limbic encephalitis associated with anti-αenolase antibodies: a clinical subtype of Hashimoto encephalopathy. Medicine(Baltimore) 2017, 96: e6181.

傍腫瘍症候群

Paloneva J, et al. Mutations in two genes encoding different subunits of a receptor signaling complex result in an identical disease phenotype. Am J Hum Genet 2002, 71: 656-662.

イオンチャンネル・受容体自己抗体による認知症

Ransohof RM, et al. Neuroinfalmmation: Ways in which the immune system affects the brain. Neurotherapeutics 2015, 12: 896-909.

米田誠，自己免疫性脳炎の診断と治療，日内会誌 2013, 102: 2060-2064.

Takahashi Y. Diagnostic and therapeutic scheme of autoimmune mediated encephalitis/encephalopathy. Clin Neurol 2012, 52: 836-839.

Neuroinfalammation Working Group. Inflammation and Alzheimer's disease. Neuirbiol Aging 2000, 21: 383-421.

Michell-Robinson MA, et al. Roles of microglia in brain development, tissue maintenance and repair. Brain 2015, 138: 1138-1159.

骨髄疾患による認知症

Klunemann HH, et al. The genetic causes of basal ganglia calcification, dementia, and bone cyst: DAP12 and TREM2. Neurology 2005, 64: 1502-1507.

Paloneva J, et al. DAP12/TREM2 deficieency results in impaired osteocrast differentiation and osteoporotic features. J Exp Med 2003, 198: 669-675.

海馬硬化症による認知症

Thom M. Review: Hippocampal sclerosis in epilepsy: a neuropathological review. Neuropathol Appl Neuropathol 2014, 40: 520-543.

Nelson PT, et al. Hippocampal sclerosis in advanced age: clinical and pathological features. Brain 2011, 134: 1506-1518.

Nag S, et al. Hippocampal sclerosis and TDP-43 pathology in aging and Alzheimer-s's disease. Ann Neurol 2015, 77: 942-952.

正常圧水頭症による認知症

日本正常圧水頭症学会，特発性正常圧水頭症診療ガイドライン，2011，メディカルレビュー社

三　基底核・小脳の病気で起こる認知症と血管性認知症

レビー小体型認知症

McKeith IG, et al. Diagnosis and management of dementia with Lewy body disease. Neurology 2017, 89: 88-100.

Jellinger KA. Significance of brain lesions in Parkinson disease dementia and Lewy body dementia. Front Neurol Neurosci 2009, 24: 114-125.

コラム　レム睡眠

Samuel W, et al. Dementia with Lewy bodies versus pure Alzheimer disease: differences in cognition, neuropathology, cholinergic dysfunction, and synapse density. J Neuropathol Exp Neurol 1997, 56: 499-508.

Miwa Y, et al. (2018) Muscarinic acetylcholine receptors Chrm1 and Chrm3 are essential for REM sleep. Cell Reports doi: 10.1016/j.celrep.2018.07.082.

パーキンソン病に伴う認知症

Lai SW, et al. Herpes zoster correlates with increased risk of Parkinson's disease in older people: A population-based cohort study in Taiwan. Medicine(Baltimore) 2017, 96: e6075.

Tsai H, et al. Hepatitis C virus infection as a risk factor for Parkinson disease: A nationwide cohort study. Neurology 2016, 86: 840-846.

Brundin P, et al. How strong is evidence that Parkinson's disease is a prion disorder? Curr Opin Neurol 2016, 29: 456-459.

Dagher A, Zeighami Y. Testing the protein propagation hypothesis of Parkinson disease. J Exp Neurol 2018, 12: 1179069518786715.

Braak H, et al. Staging of brain pathology related to sporadic Parkinson's disease. Neurobiol Aging 2003, 24: 197-211.

Braak H, et al. Gastric alpha-synuclein immune-reactive inclusions in Meissner's and Auerbach's plexuses in cases staged for Parkinson's disease-related brain pathology. Neurosci Lett 2006, 396: 67-72.

Broxmeyer L. Parkinson's: another look. Medical Hypotheses 2002, 59: 373-377.

Berstad K, Berstad JER. Parkinson's disease; the hibernating spore hypothesis. Med Hypotheses 2017, 104: 48-53.

進行性核上性麻痺

https://www.ninds.nih.gov/Disorders/Patient-Caregiver-Education/Fact-Sheets/Progressive-Supranuclear-Palsy-Fact-Sheet

https://www.neurology-jp.org/guidelinem/degl/degl_2017_09.pdf

池田研二，進行性核上性麻痺，日本神経病理学会編，脳・神経の主な病気，2016, 10: 1-9.

Owens E, et al. The clinical spectrum and natural history of pure akinesia with gait freezing. J Neurol 2016, 263: 2419-2423.

Takigawa H, et al, Prevalence of progressive supranuclear palsy in Yonago: change throuout a decade. Brain Behavior 2016, 6: e00557.

皮質基底核変性症における認知症

Graham NL, et al. Corticobasal degeneration as a cognitive disorder. Mov Disord 2003, 18: 1224-1232.

参考文献

脊髄小脳萎縮症における認知症

Teive HAG, Arruda WO. Cognitive dysfunction in spinocerebellar ataxias. Dement Neuropsychol 2009, 3: 180-187.

五　筋萎縮性側索硬化症、前頭側頭葉認知症、脳腫瘍による認知症

筋萎縮性側索硬化症と認知症

葛原茂樹，紀伊半島の風土病 - ALS・Parkinsonism/Dementia 症候群 老年期認知症研究会 2010, 16: 1-6.

Okumiya K, et al. Amyotrophic lateral sclerosis and parkinsonism in Papua, Indonesia: 2001-2012 survey results. BMJ Open 2014,16;4:e004353. Ann Neurol 2001 Apr; 49(4): 501-11.

Kuzuhara S.et al. Familial amyotrophic lateral sclerosis and parkinsonism-dementia complex of the Kii Peninsula of Japan: clinical and neuropathological study and tau analysis. Ann Neurol 2001, 49: 501-511.

Cox PA, et al. Biomagnification of cyanobacterial neurotoxins and neurodegenerative disease among the Chamorro people of Guam. Proc Natl Acad Sci U S A 2003, 100: 13380-13383.

Bradley WG, Mash DC. Beyond Guam: the cyanobacteria/BMAA hypothesis of the cause of ALS and other neurodegenerative diseases. Amyotroph Lateral Scler 2009, 10 Suppl 2: 7-20.

Banack SA, Cox PA. Creating a Simian Model of Guam ALS/PDC Which Reflects Chamorro Lifetime BMAA Exposures. Neurotox Res 2018, 33: 24-32.

Mimuro M1, et al. Amyotrophic lateral sclerosis and parkinsonism-dementia complex of the Hohara focus of the Kii Peninsula: A multiple proteinopathy? Neuropathology 2018, 38: 98-107.

Chernoff N, et alA critical review of the postulated role of the non-essential amino acid, β-N-methylamino-L-alanine, in neurodegenerative disease in humans. J Toxicol Environ Health B Crit Rev 2017, 20: 1-47.

TDP43 と筋萎縮性側索硬化症、前頭側頭葉変性症

Staats KA, et al. Rapamycin increases survival in ALS mice lacking mature lymphocytes. Mol Neurodegener 2013, 11;8: 31.

前頭側頭葉変性症

Bonanni L, et al. Posttraumatic stress disorder heralding the onset of frontotemporal dementia. J Alzheimer dis 2018, 63: 203-215

Behrouzi R, et al. Pathological tau deposition in motor neuron disease and frontotemporal lober degeneration with TDP-43 proteinopathy Acta neuropathologica communication 2016, 4: 33

Hock EM, Polymenidou M. Prion-like propagation as a pathogenic principle in frontotemporal dementia. J Neurochem 2016, 138 Suppl 1: 163-83.

Ghetti B, et al. Invited review: Frontotemporal dementia caused by microtubule-associated protein tau gene (MAPT) mutations: a chameleon for neuropathology and neuroimaging. Neuropathol Appl Neurobiol 2015, 41: 24-46.

Mandelkow EM, Mandelkow E. Biochemistry and cell biology of tau protein in neurofibrillary degeneration. Cold Spring Harb Perspect Med 2012, 2: a006247.

Lewis J, et al. Neurofibrillary tangles, amyotrophy and progressive motor disturbance in mice expressing mutant (P301L) tau protein. Nature Genetics 2000, 25: 402-405.

Alonso Adel C, et al. Promotion of hyperphosphorylation by frontotemporal dementia tau mutations. J Biol Chem 2004, 279: 34873-81.

Kistner A, et al Doxycycline-mediated quantitative and tissue-specific control of gene expression in transgenic mice. Proc Natl Acad Sci U S A 1996, 93: 10933-10998.

Green C, et al. Functional networks are impaired by elevated tau-protein but reversible in a regulatable Alzheimer's disease mouse model. Mol Neurodegener 2019, 14: 13. doi: 10.1186/s13024-019-0316-6.

３章　認知症のケア

一　医療倫理の変遷と ACP「人生会議」

清水哲郎・会田薫子，医療・介護のための死生学入門，東京大学出版会，2017

週刊東洋経済「親を看取った六〇〇人の本音」2018/8/4 号

二　認知症のパーソンセンタードケア

Kitwood T, Bredin K. Person to Person. A Guide to the Care of Those with Failing Mental Powers. 1992 Gale Center Publications, Essex UK

高橋誠一・寺田真理子訳，認知症の介護のために知っておきたい大切なこと，2005，筒井書房

参考文献

Kitwood T. Dementia Reconsidered. The Person Comes First. 1997 Open Univ Press. Buckingham. UK. 高橋誠一訳，認知症のパーソンセンタードケア，2005，筒井書房

アルフォンス・デーケン，新版 死とどう向き合うか，2011，NHK 出版

会田薫子　長寿時代の医療・ケアーエンドオブライフの論理と倫理，2019，ちくま書房

清水哲郎　会田薫子　医療・介護のための死生学入門，2017，東京大学出版会

週刊東洋経済「親を看取った六〇〇人の本音」2018/8/4 号

本田美和子／イブ・ジネスト／ロゼット・マレスコッテイ，ユマニチュード入門，2014，医学書院

イブ・ジネスト／ロゼット・マレスコッテイ，「ユマニチュード」という革命，2016，誠文堂新光社

Frevert U. Emotions in Histrory: Lost and Found. 2011. Central European University Press. 櫻井文子訳，歴史の中の感情—失われた名誉／作られた共感，2018　東京外国語大学出版会，伊東剛史，解説 なぜ今、感情史なのか，p209-216.

認知症の人に起こる病気の対処

Callahan D. Setting the Limits to Life: Medical Goals in an Aging Society. 1987. Simon and Schuster N. 山崎淳訳，老いの医療—延命主義に代わるもの，日経 BP 社

三　認知症の人が安心して暮らせる町づくり

徳田雄人，認知症フレンドリー社会，2018，岩波書店

東京都健康長寿医療センター，本人にとってよりよい暮らしガイド，一足先に認知症になった私たちからあなたへ，2018
http://www.mhlw.go.jp/bunya/shakaihosho/seminar/dl/02_99-07.pdf

おわりに

東京都健康長寿医療センター病理解剖一万体記念誌　［補訂版］，2018

日本病理学会病理剖検輯報 http://pathology.or.jp/kankoubutu/autopsy-index.html

【全体にわたっての参考文献】

Mauer C, Mauer U. Alzheimer Das Leben eines Arztes und die Karriere einer Krankheit. 1998, Piper, Munchen, Zurich. 新井公人監訳，アルツハイマー その生涯とアルツハイマー病発見の奇蹟，2004，保健同人社

Alzheimer's Association. 2019 Alzheimer's disease facts and figures. Alzheimer's Dementia 2019, 15: 321-387.

水谷俊雄，脳の老化とアルツハイマー病，1994，岩波書店

水谷俊雄，臨床神経病理学—基礎と臨床—，2013，西村書店

水谷俊雄，神経病理学者が語る脳の病気—詳しく知りたい人のために 2013，中央公論事業出版

藤澤浩四郎，神経病理学研究断章，1996，日本学会事務センター

水野美邦・栗原照幸・中野今治，標準神経病学，2012，医学書院

日本神経学会，認知症疾患診療ガイドライン 2017，2017，医学書院

松下正明　高齢社会と認知症診療　2011　弘文堂

松下哲，われわれはなぜ、どのように老化するか～要介護は体内エコロジー，2013，かまくら春秋社

小川鼎三　医学の歴史　2016　中公新書

Marguris L, Sagan D. Origins of Sex, Three Billion Years of Genetic Recombination. 1986 Yale University Press. 性の起源、遺伝子と共生ゲームの 30 億年　長野敬，原しげ子。長野久美子訳　1996　青土社

【ブレインバンク】

国立研究開発法人 国立精神・神経医療センター内
NCNP ブレインバンク事務局
〒 187-8551　東京都小平市小川東町 4--1-1
Tel 042-346-1868 Fax 042-346-1889
http://www.brain-bank.org/index.php

東京都健康長寿医療センター　高齢者ブレインバンク事務局
〒 173-0015 東京都板橋区栄町 35-2
Tel 03-3964-3241（内線 4417, 4419）
http://www2.tmig.or.jp/brainbk/

neurodegenerative disease", to "Alzheimer's disease is a slow viral infection with herpes virus."

9. Antiviral medication for mild cognitive impairment or early stage of Alzheimer's disease, whether it could stop the progression of the disease.
10. Meta-analyses show that herpes simplex virus infected schizophrenia exhibits cognitive impairment which coincides with delusions, hallucinations, affective flattening, lack of motivation, disorganized thinking and personality. Antiviral medication for schizophrenia improved emotion identification discrimination in India, while in the United States, antiviral medication failed to improve, possibly due to the differences in prevalence of herpes simplex viral infection between two countries.
11. Past, present, and future of the development of vaccines for herpes simplex virus.
12. Argyrophillic granular dementia, Prion protein in Creutzfeld-Jacob Disease, BSE and Kuru disease, HIV limbic encephalitis, Dementia in Neurosyphilis, Auto-immune limbic encephalitis, Paraneoplastic syndrome, Dementia in myeloproliferative disease, Hippocampal Sclerosis, Normal Pressure Hydrocephalus, Dementia due to brain tumor. Inflammation and immune response in the brain.
13. Diffuse Lewy Body Disease, Parkinson's Disease with Dementia, Progressive Supranuclear Palsy, Cortico-Basal Degeneration, Spino-Cerebellar Atrophy, Vascular Dementia, Dementia in Amyotrophic Lateral Sclerosis, Front-Temporal Lobar Degeneration.
14. Why do we age?
15. Ethics in medicine, Advance Care Planning, person-centered care by Tom-Kittwood, and creation of dementia-friendly towns.
16. Declining autopsy rates, the golden standard of medicine in jeopardy.

Satoru Matsushita, MD

1954 Graduated Eiko High School, Kanagawa-ken

1960 Graduated Department of Medicine, Faculty of Medicine, University of Tokyo

1960 Internship USAF Hospital Tachikawa, Tokyo, Japan

1961 The Third Department of Internal Medicine, University of Tokyo Hospital

1969 Department of Circulaton Reserch, New England Medical Center Hospitals, Tufts University, Boston, Mass, USA

1972 Tokyo Metropolitan Geriatric Hospital, Itabashi-ku, Tokyo

2001 Shourakudo Hospital, Adachi-ku, Tokyo

2011 Shikiba Psychiatric Hospital, Ichikawa, Ohkubo Clinic, Narashino, Chiba-ken, Japan

E-mail: matusitasat@gmail.com

ABSTRACT

Cognitive Disorders of Aging --Alzheimer's Disease is a slow viral infection from the Herpes Virus, and Risk of subsequent development of Alzheimer's Disease can be Reduced with Antiherpetic Medications initiated at the time of Infection.

Cognitive disorders are progressive loss of memory, language skills, visual perception, problem solving, emotion, personality, and self-management. Cognitive disorders of aging represent a serious threat to the social and economic welfare of current society. It is now widely recognized that pathology in the limbic system is related to such conditions, particularly Alzheimer's disease, beginning decades prior to the onset of clinical symptoms. In my book, I describe the remodeling of the primitive mammalian brain and subsequent evolution of the human brain have made our limbic system vulnerable to aging, oxidative stress, inflammation, and immune response. Alzheimer's disease is a slow viral infection from the herpes zoster or simplex viruses, and risk of subsequent development of the disease is reduced by antiherpetic medications at the time of infection.

Some of the topics and current issues of dementia that I focus on are:

1. What is dementia?
2. History of dementia before Dr. Alzheimer.
3. The neuropathology and clinical course of Alzheimer's disease.
4. Tau protein which plays a central role in Alzheimer's disease, and microtubule protein.
5. Declining cognitive disorders of aging in the western cohort studies, possibly due to decreased prevalence of herpes simplex viral infection.
6. Is Alzheimer's disease different between the Early onset and Late onset? Differences between hospital patients versus cohort, Cognitive reserve, Dementia in extreme old age, Neuropathology in normal aging.
7. Why does dementia initiate in limbic system? A discussion of McLean's Triune Brain theory, Remodeling of the primitive mammalian brain and subsequent evolution of the limbic system and the development of the neocortex through gene duplication made our limbic system vulnerable to aging, oxidative stress, inflammation, and immune response, categorized as "Evolution of Cognitive disorders."
8. Adult patients with limbic herpes viral encephalitis, Herpes viral encephalitis in newborn babies, Patients infected with herpes zoster virus and herpes simplex virus demonstrate 2.74-2.97 fold increased relative risk of later developing Alzheimer's disease. Antiherpetic medications at the time of infection reduce the relative risk of dementia by a factor of more than 10. Microtubular and axonal transport of herpes virus and redistribution of amyloid precursor protein APP, the paradigm shift from "Alzheimer's disease is

松下　哲（まつした・さとる）

1935年生まれ。54年栄光学園高等学校、60年東京大学医学部医学科卒業。米国空軍立川基地病院インターンシップ、東京大学第三内科、米国ボストン市タフツ大学ニューイングランドメディカルセンター循環器科研究室リサーチフェローを経て、72年東京都養育院附属病院（現東京都健康長寿医療センター）へ。東京都多摩老人医療センター、東京都老人医療センター、研究検査科部長、副院長などを務める。2011年より式場病院（千葉県市川市）内科顧問、大久保クリニック（同県習志野市）。日本老年医学会・日本内科学会・日本循環器学会専門医。著書に『なぜ、どのようにわれわれは老化するか―要介護は体内エコロジー』

認知症のブレインサイエンスとケア
―アルツハイマー認知症は
抗ウイルス薬で予防できる―

著　者　松下　哲
発行者　伊藤玄二郎
発行所　かまくら春秋社
鎌倉市小町二―一四―七
電話〇四六七（二五）二八六四
印刷所　ケイアール

二〇二一年六月一六日　発行

ISBN978-4-7740-0835-6　C0047